A revolução do Ozempic, Wegovy, Mounjaro e Zepbound

Amarilys é um selo editorial Manole.

Título original: *The Ozempic Revolution*

Publicado mediante acordo com a Agência Riffs e The Stephanie Tade Agency

Editora: Lívia Oliveira
Projeto gráfico: Departamento Editorial da Editora Manole
Tradução: Departamento Editorial da Editora Manole
Diagramação: Amarelinha Design Gráfico
Capa: Ricardo Yoshiaki Nitta Rodrigues
Revisão científica à edição brasileira: Dra. Denise Iezzi

CIP-BRASIL. CATALOGAÇÃO NA PUBLICAÇÃO
SINDICATO NACIONAL DOS EDITORES DE LIVROS, RJ

S719r
Sowa, Alexandra
A revolução do Ozempic, Wegovy, Mounjaro e Zepbound / Alexandra Sowa; tradução Departamento Editorial da Editora Manole ; revisão científica Denise Iezzi. – 1 ed. – Barueri [SP] : Amarilys, 2025.
248 p. ; 23 cm.

Tradução de: The Ozempic revolution
Apêndice
Inclui bibliografia e índice
ISBN 9788520467305

1. Obesidade – Cuidado e tratamento. 2. Diabetes – Cuidado e tratamento. 3. Dieta de emagrecimento. 4. Peptídeo 1 semelhante ao glucagon – Uso terapêutico. I. Departamento Editorial da Editora Manole. II. Iezzi, Denise. III. Título.

25-97923.0
CDD: 613.25
CDU: 613.24

Meri Gleice Rodrigues de Souza – Bibliotecária – CRB-7/6439

A Editora Manole é filiada à ABDR – Associação Brasileira de
Direitos Reprográficos

dição – 2025

tora Manole Ltda.
meda Rio Negro, 967 – cj 717
aville – Barueri – SP – Brasil – CEP 06454-000
(11) 4196-6000
manole.com.br | https://atendimento.manole.com.br/

so no Brasil
in Brazil

Dra. ALEXANDRA SOWA

Médica especializada em Saúde Preventiva,
Nutrição e Medicina da Obesidade, fundadora da SoWell

A revolução do Ozempic, Wegovy, Mounjaro e Zepbound

REVISÃO CIENTÍFICA DA EDIÇÃO BRASILEIRA
Dra. Denise Iezzi
Médica em Clínica Médica e Endocrinologia
Coordenadora do Núcleo de Obesidade e
Cirurgia Bariátrica do Hospital Sírio-Libanê

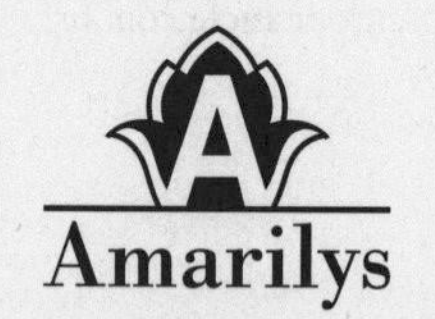

Para Peter e nossos quatro *porquês*:
Peter George, Henry, Brooks e Adele

SUMÁRIO

Prefácio à edição brasileira

Durante mais de três décadas dedicadas à medicina, tive o privilégio de acompanhar de perto a evolução da ciência no enfrentamento de uma das doenças mais desafiadoras e mal compreendidas da atualidade: a obesidade – uma condição frequentemente mal interpretada, muitas vezes reduzida a estigmas e ideias ultrapassadas. Ao longo dessa jornada, que começou na Faculdade de Medicina da Universidade de São Paulo (FMUSP) ao me formar em Clínica Médica e Endocrinologia, e a atuação como pesquisadora e coordenadora do Núcleo de Obesidade e Cirurgia Bariátrica do Hospital Sírio-Libanês, aonde aprendi que tratar a obesidade é muito mais do que orientar um paciente sobre alimentação e atividade física. É, acima de tudo, cuidar de histórias, acolher fragilidades e construir, junto com cada paciente, caminhos possíveis e sustentáveis de saúde.

Tenho acompanhado de perto a revolução silenciosa – e poderosa – promovida pelos medicamentos à base de GLP-1. Esses medicamentos, como o Ozempic, Wegovy, Zepbound e Mounjaro, vêm mudando completamente a forma como lidamos com o excesso de peso e os desequilíbrios metabólicos, oferecendo novas perspectivas a quem, por muito tempo, se sentiu sem opções.

Mas, para entender por que esses medicamentos têm causado tanto impacto, é importante olhar para sua origem. O GLP-1 (*Glucagon-Like Peptide-1*) é um hormônio natural, produzido no intestino, que ajuda a controlar a glicemia e a fome. Ele foi descoberto nos anos 1980, inicialmente estudado no contexto do diabetes tipo 2. Com o tempo, percebemos que ele também era capaz de modular o apetite e a saciedade e contribuir para a perda de peso – o que abriu espaço para o desenvolvimento dos agonistas de GLP-1 que hoje usamos na prática clínica.

O que faz desses medicamentos algo tão especial é justamente o fato de se basearem na fisiologia do próprio corpo. Eles ajudam a reduzir os impulsos alimentares, facilitam a adesão a hábitos mais saudáveis e trazem benefícios que vão muito além do emagrecimento: melhora do controle glicêmico, redução do risco cardiovascular, impacto positivo na saúde mental e até possíveis efeitos neuroprotetores. Eles não representam atalhos ou soluções milagrosas, mas sim instrumentos poderosos quando utilizados com critério e acompanhamento médico.

Este livro chega em um momento crucial. Nunca se falou tanto – e de forma tão imprecisa – sobre os GLP-1. Vivemos um cenário em que as redes sociais e manchetes muitas vezes simplificam ou distorcem informações – e isso pode gerar ansiedade, decisões precipitadas e até riscos desnecessários, confundindo pacientes e até mesmo alguns profissionais.

Por isso, este livro é tão necessário. Ele foi pensado para esclarecer, orientar e acolher. Aqui, você encontrará informações atualizadas, confiáveis e acessíveis sobre os medicamentos à base de GLP-1. Vai entender para que servem, como devem ser usados, o que esperar em cada fase da jornada e quais cuidados são importantes. Tudo com linguagem clara, sem julgamentos, e com base na melhor ciência disponível.

Mais do que um guia sobre os medicamento GLP-1, este livro também propõe uma mudança de olhar sobre a obesidade. Ele desmonta mitos, explica o papel dos hormônios e mostra que força de vontade, por si só, não é (e nunca foi) o único fator determinante no controle do peso. Também oferece ferramentas práticas – como o método SoWell desenvolvido pela autora do livro, Dra. Alexandra Sowa – que ajudam na construção de hábitos sustentáveis, na alimentação do dia a dia e na manutenção dos resultados a longo prazo.

Se você está considerando iniciar um tratamento com GLP-1, já faz uso e quer entender melhor seus efeitos, ou apenas deseja se informar com profundidade antes de tomar qualquer decisão, este livro é para você. Aqui, você encontrará não apenas dados, mas também apoio.

Afinal, o cuidado com a saúde precisa ser baseado em conhecimento.

Com respeito, ciência e compromisso com a saúde de todos,

Dra. Denise Iezzi
Médica - Clínica Médica e Endocrinologista
Coordenadora do Núcleo de Obesidade e Cirurgia Bariátrica do Hospital Sírio-Libanês
Membro Do Núcleo de Diabetes do Hospital Sírio-Libanês
Residência Médica no HC-FMUSP em Clínica e Endocrinologia
Membro da Endocrine Society
Membro Da ADA- American Diabetes Association

Olá, leitor!

Você encontrará neste livro diversas ferramentas práticas para apoiar sua jornada: os *planners* de refeições (semanal e diário), a escala de fome, o diário alimentar e o Kit de Ferramentas para o Treinamento Cognitivo-Comportamental. Elas estão disponíveis também em uma **plataforma digital exclusiva para você.**

Nesse ambiente *on-line*, além de acessar os materiais complementares, você poderá consultar respostas para dúvidas frequentes sobre os medicamentos **agonistas do GLP-1** – como semaglutida e tirzepatida – que a Dra. Denise Iezzi, médica endocrinologista e coordenadora do Núcleo de Obesidade e Cirurgia Bariátrica do Hospital Sírio-Libanês, costuma esclarecer em sua prática clínica.

Para acessar, é simples:

Digite o endereço abaixo no seu navegador ou escaneie o QR Code presente nesta página ou ao longo dos capítulos.

Digite no campo "voucher" a palavra **RevolucaoGLP1**, exatamente como está escrita, com letras maiúsculas e número.

Cadastre seu **e-mail e senha** para criar um login e acessar o conteúdo.

Importante: o acesso à plataforma é válido apenas durante a vigência desta edição.

Acesse em: conteudo-manole.com.br/revolucaoglp1

INTRODUÇÃO

Por que os médicos falharam com você?

Quando decidi me tornar especialista em medicina da obesidade, alguns colegas torceram o nariz. Havia comentários do tipo: "Nossa, mas *por quê*? Detesto lidar com essas pessoas". Por *essas pessoas*, eles se referiam a pessoas com obesidade, que têm um peso excessivo significativo – o que representa cerca de 43% da população dos EUA[I].

Talvez eu não devesse ter ficado surpresa com o fato de os médicos, assim como muitas – ou até mesmo a maioria – das pessoas em nossa sociedade, serem culpados pelo estigma do peso. Mesmo assim, isso me incomodou. Os médicos têm um poder enorme sobre o bem-estar de seus pacientes, e todo médico se compromete a não causar danos. Se você já foi vítima de preconceito por conta do seu peso, sabe que ele causa grandes danos.

Meus pacientes me contam histórias que me deixam chocada. Ao irem ao médico se queixando de dor aguda, em vez de ouvi-los, o médico os interrompe rudemente para falar sobre seu peso. Em vez de se sentir ouvido e amparado, o paciente se sente ignorado. Em vez de receber cuidados, ele se sente envergonhado. Desse modo, o que não surpreende é que muitos simplesmente param de ir ao médico.

Os médicos *adoram* recomendar a perda de peso, mas a ironia é que muitas vezes eles mesmos não se encontram muito qualificados para aconselhar sobre o tema. Historicamente, os estudantes de medicina e os residentes não recebem quase nenhum treinamento em nutrição. A maioria dos médicos dá o mesmo conselho a seus pacientes que eu recebia quando era uma jovem adulta cujo peso oscilava perto do topo da faixa saudável: "Exercite-se mais, coma menos". Talvez tenham no máximo visto uma palestra

---

I De acordo com o Atlas Mundial da Obesidade 2025, 31% da população adulta no Brasil vive com obesidade (N. E.).

rápida ou um folheto sobre nutrição com um conteúdo super-resumido das diretrizes do Ministério da Saúde. Esse tipo de conselho costumava soar fora de contexto e vazio, sem profundidade real. E ainda assim, quando seus pacientes falhavam em perder peso e mantê-lo, a quem os médicos culpavam? Você adivinhou, os pacientes.

Até muito recentemente, os médicos consideravam o excesso de peso principalmente uma falha de força de vontade. As pessoas com sobrepeso geralmente eram vistas como vítimas de sua própria preguiça, ignorância ou alguma combinação dos dois. Graças à pesquisa na minha área, agora sabemos que a obesidade é um fato da biologia. É um estado de doença, e, no capítulo 1, explicarei por que muitas vezes ela requer intervenção médica para ser revertida.

Sabemos também, contudo, que a obesidade é algo complicado. O ganho de peso é multifatorial, ou seja, geralmente não é causado por uma única causa. Isso também faz com que seja bastante desafiador para os médicos oferecerem um tratamento eficaz. As consultas de 20 minutos que são padrão em nosso sistema de saúde não oferecem tempo suficiente para se desvendar a mistura de problemas, tanto físicos quanto psicológicos, que podem complicar a manutenção de um peso saudável.

Na condição de médica que atua exclusivamente com pessoas que apresentam um excesso de peso significativo, sei que não podemos ignorar esses problemas mentais e físicos se quisermos sucesso. Mas também sei do seguinte: toda essa complexidade, esse estigma, é exatamente o motivo pelo qual os medicamentos agonistas do peptídeo-1 semelhante ao glucagon (GLP-1) – como Ozempic, Wegovy, Mounjaro e Zepbound – são a ferramenta mais poderosa, que muda e salva vidas, que tenho a oferecer aos meus pacientes.

Os pacientes que atendo em meu consultório apresentam todo tipo de histórico que contribuiu para o excesso de peso – e, ainda assim, os medicamentos GLP-1[II] funcionam para praticamente *todos eles*. Isso inclui pessoas como Alice, que estava se recuperando de um transtorno da

---

II Os GLP-1s surgiram como uma das descobertas mais revolucionárias na endocrinologia e no tratamento da obesidade. Inicialmente desenvolvidos para o diabetes tipo 2, esses medicamentos mostraram benefícios inesperados e altamente eficazes para o controle do peso e da fome compulsiva (N. Rev.).

compulsão alimentar. Ou David, um maratonista experiente que havia parado em razão de uma estenose espinhal e precisava voltar a ter um peso saudável para a cirurgia corretiva. Ou Catherine, que não conseguia perder peso após a gravidez. Ajudo mulheres que precisam perder peso para poderem iniciar o tratamento de fertilidade. Pacientes que estão lidando com ganho de peso por conta de protocolos de tratamento de câncer. Pacientes que estão se recuperando de traumas sexuais. Pessoas que fazem dieta de forma crônica durante toda a vida. Dependentes de álcool em recuperação que substituíram a bebida por comida. E ainda há mais pessoas que não conseguem identificar o motivo, mas que sabem que o número na balança subiu mais de 22 quilos nos últimos dez anos e agora simplesmente *não se mexe*.

De forma geral, meus pacientes que tomam GLP-1 sentem um alívio incrível quando os medicamentos provam que um problema de saúde contornável os impediu de emagrecer. O ruído da comida – a voz em sua cabeça que se concentra incansavelmente no que eles devem comer em seguida – é desligado, para grande alívio deles. Depois de muitos anos ou de uma vida inteira de restrições constantes, eles finalmente conseguem sentir como é abaixar o garfo porque estão *satisfeitos*. Quando não precisam mais lutar contra a biologia ou temer a balança, eles finalmente se sentem capacitados para lidar com outros fatores que podem ter contribuído para o excesso de peso. Com a ajuda dos medicamentos GLP-1, conseguimos separar o aspecto médico do emocional e comportamental de maneira profundamente nova.

A PROMESSA DOS GLP-1S

Os medicamentos GLP-1 têm sido extraordinariamente úteis para os meus pacientes e para muitos outros, mas você nunca saberia disso pela cobertura da mídia. A grande história é sempre sobre celebridades obcecadas pela imagem corporal. Ou manchetes temerosas sobre o "rosto de Ozempic" ou o "estômago paralisado" (este último é uma descrição imprecisa da gastroparesia, um evento adverso extremamente raro). Como há preconceito em torno da obesidade e ela é mal compreendida, o mesmo acontece com os medicamentos para tratá-la.

Naturalmente, as pessoas ficam nervosas e céticas quando ouvem falar de um novo "medicamento milagroso", em especial um que tenha relação com a perda de peso. Os últimos grandes medicamentos aprovados pela Food and Drug Administration (FDA)[III] para perda de peso foram um grande fracasso. Na década de 1990, houve o *fen-fen* (fenfluramina/fentermina), uma combinação estimulante de medicamentos que teve de ser retirada das prateleiras quando um estudo comprovou que um de seus componentes, a fenfluramina, causava danos às válvulas cardíacas. Mais tarde veio o *orlistat*, que ficou mais conhecido por causar incontinência intestinal do que pela perda de peso. Mas, ao contrário do *fen-fen* e do *orlistat*, os GLP-1s têm sido prescritos pelos médicos para o controle do açúcar no sangue desde 2005 e para a perda de peso há mais de uma década, estabelecendo um sólido histórico de segurança e eficácia. O desastre do *fen-fen* também levou a protocolos muito mais rígidos para o estudo de medicamentos antes de serem liberados para o público.

Junto às muitas falhas médicas está o setor não regulamentado de emagrecimento, que só nos Estados Unidos movimenta mais de US$20 bilhões por ano[1] – não porque funcione, mas porque não funciona! Os programas comerciais de perda de peso ajudaram algumas pessoas a perder peso, mas a grande maioria dos que fazem dieta acaba recuperando o que perdeu e, muitas vezes, engordando ainda mais (explicarei esse fenômeno no capítulo 1).

Diante dessa realidade frustrante, o movimento de positividade corporal surgiu como uma alternativa importante à cultura da dieta. O conceito de "Health at Any Size" (Saúde em qualquer tamanho) expôs o estigma do peso na medicina, dando às pessoas recursos para se adaptarem, e fez com que os médicos enfrentassem seus próprios preconceitos. Espera-se que pessoas de todos os pesos e idades tenham menos vergonha de sua aparência. Ainda assim, por trás dessas melhorias bem-vindas nas atitudes, há uma ciência inalterada. Em sua esmagadora maioria, as evidências associam a obesidade a graves problemas de saúde no futuro. Vou me aprofundar nesse tópico no capítulo 4, mas a história resumida é que um índice de massa corporal (IMC) acima de 30 combinado com uma circunferência abdominal elevada indica

---

III Nos Estados Unidos, a Food and Drug Administration (FDA) é a agência responsável por regular alimentos, medicamentos, vacinas, produtos biológicos, cosméticos e dispositivos médicos, assegurando sua segurança e eficácia. No Brasil, a Agência Nacional de Vigilância Sanitária (Anvisa) desempenha função semelhante, regulando e fiscalizando produtos e serviços que impactam a saúde pública, como medicamentos, alimentos e cosméticos (N. E).

um risco futuro maior de uma variedade de doenças. Contudo, do meu ponto de vista, a positividade corporal e os medicamentos GLP-1 são parceiros no tratamento da obesidade, não adversários.

A saúde e o bem-estar de milhões de pessoas podem ser melhorados de forma significativa pelos medicamentos GLP-1 – se não se assustarem com o preconceito médico a respeito do peso, com as informações distorcidas que dominam as manchetes, com os fracassos de métodos mais antigos de emagrecimento ou com a história que ouviram sobre o caso do amigo que era amigo de outro amigo que tomou Wegovy e ficou tão enjoado que vomitou por 3 dias seguidos. Pois eis o que as evidências e a experiência coletiva de meus pacientes me dizem: *a revolução do Ozempic muda tudo*. Esses medicamentos finalmente são uma alternativa viável, saudável e razoável a todos os medicamentos citados anteriormente. Seu uso não deve ser visto como destrutivo para a positividade corporal, mas como um apoio a ela. Eles não são mais uma concessão à cultura da dieta, mas um meio de nos libertarmos.

Este livro combina todos os dados disponíveis com as experiências reais de pacientes da minha clínica de medicina da obesidade, a SoWell Health, para ajudar você a tomar uma decisão *informada* com seu médico sobre buscar ou não o controle de peso por medicamentos.

ALÉM DA PRESCRIÇÃO

Há ainda outro obstáculo para atingir todo o potencial dos GLP-1s. Esses medicamentos são eficazes – incrivelmente eficazes –, mas o sucesso requer muito mais do que uma prescrição. Os dados esclarecem isso: atualmente, até 66% das pessoas param de tomar os GLP-1s em menos de um ano.[2] Isso significa que elas não experimentam o benefício pretendido, que é a perda de peso sustentável e de longo prazo que as protege de doenças. Precisamos de estudos para entender por que tantas pessoas param de tomar GLP-1 antes de colher os frutos, mas, como alguém que teve grande sucesso no tratamento de pacientes com esses medicamentos em longo prazo, vejo quatro motivos principais.

Primeiro, essas pessoas têm expectativas irrealistas: por falta de informação, elas acham que o peso vai diminuir imediatamente. Neste livro, ofereço dados claros e descrições vívidas de cada ponto da jornada do GLP-1, preparando os usuários para seguirem adiante no longo prazo.

Em segundo lugar, elas precisam de ajuda para controlar os efeitos colaterais: os usuários de GLP-1 precisam aprender a se alimentar para evitar os efeitos colaterais mais comuns (náusea, diarreia, constipação e fadiga), principalmente nos primeiros meses, quando esses efeitos colaterais desconfortáveis são mais prováveis. Este livro fornece uma nova estrutura para escolhas alimentares que gerencie esses problemas e, ao mesmo tempo, apoie a saúde ideal.

Terceiro, falta a elas apoio social: muitos de meus pacientes só recebem reclamações de seus familiares e amigos (e até mesmo de seus médicos!) sobre a decisão de usar GLP-1s. Eles precisam de informação e estímulo para se sentirem confiantes e capacitados enquanto tomam esses medicamentos – nada disso vem com a prescrição.

E, por fim, essas pessoas não podem pagar: nos Estados Unidos, esses medicamentos têm um preço de tabela acima de US$ 1.000 por mês. (Compare esse valor com US$ 100 a US$ 200 por mês no Reino Unido e na Europa.)[IV]. Muitas empresas de seguro nos Estados Unidos – incluindo o Medicaid e o Medicare, na maioria dos casos – não cobrem medicamentos para perda de peso, e algumas das que cobrem afirmam que os custos logo as forçará a limitar o acesso e a duração da cobertura. Esse é um grande desafio, mas a mudança está chegando. É provável que haja uma pressão de queda nos preços à medida que novos medicamentos GLP-1 cheguem ao mercado. Além disso, estudos que demonstram os benefícios de longo prazo para a saúde cardiovascular e metabólica mudarão drasticamente a equação "acessível". Um estudo de 2023 com mais de 17 mil pessoas – sim, patrocinado pelo fabricante do Ozempic, a Novo Nordisk, mas duplamente cego e realizado por pesquisadores de cardiologia de alto nível – já demonstrou que tomar o GLP-1 semaglutida (comercializado como Wegovy) reduz o risco de complicações cardíacas, como infartos e AVC, em 20%.[3] Como resultado, os usuários do seguro Medicare com obesidade e uma condição cardiovascular existente são agora elegíveis para cobertura – oferecendo a esperança de que, à medida que benefícios mais amplos forem comprovados, a cobertura do seguro continuará a se expandir [V].

IV No Brasil, os valores variam de acordo com a dose, mas a média fica em torno de R$ 900,00 a R$ 2.000,00 (N.E.).

V Em relação à cobertura pelos planos de saúde, a Agência Nacional de Saúde Suplementar (ANS) prevê a possibilidade de fornecimento do medicamento quando indicado para o tratamento do diabetes tipo 2, mediante prescrição médica fundamentada. Recomenda-se, contudo, verificar diretamente com cada operadora os procedimentos específicos para a solicitação (N.E.).

APRESENTANDO O MÉTODO SOWELL

Para os usuários de GLP-1, este livro fechará a lacuna entre a prescrição e o sucesso. Em seu centro está o método SoWell, uma abordagem holística para tratar a obesidade e o sobrepeso crônico em combinação com GLP-1s que consolida uma década de experiência na prescrição desses medicamentos. Você verá que ele compartilha o mesmo terreno com outros métodos que você pode ter encontrado, mas foi completamente reorientado pelas lentes da minha experiência de trabalho com milhares de pacientes do SoWell, muitos deles por vários anos de tratamento e manutenção.

O método SoWell, que pode ser usado para apoiar o uso de GLP-1 ou de forma independente, se baseia três fundamentos:

1. **Fundamentos dos hábitos.** Isso inclui o controle diário da alimentação e do humor. Meus pacientes reconhecem muitos desses hábitos de tentativas anteriores de perda de peso e, ainda assim, os vivenciam de forma completamente diferente quando tomam GLP-1. O que eles descobrem é que os medicamentos os ajudam a alcançar *a neutralidade emocional* no que diz respeito ao peso, o que diminui a resistência a adotar novos comportamentos de apoio à saúde.
2. **Fundamentos da alimentação.** Muitos de meus pacientes sentem satisfação com os alimentos pela primeira vez em suas vidas enquanto tomam GLP-1. Isso lhes dá espaço para se libertarem da cultura da dieta orientada para a restrição. Em vez disso, eles aprendem a fazer escolhas alimentares que reduzem os efeitos colaterais do GLP-1 e aumentam a satisfação. Enquanto as dietas que você tentou no passado podem ter levado à obsessão por comida e ao efeito sanfona, os *Fundamentos da alimentação* (em combinação com os GLP-1s) ajudam a fazer o oposto – redirecionar toda essa energia, atenção e força de vontade para outras áreas da sua vida.
3. **Fundamentos mentais.** É aqui que abordamos o lado comportamental da perda e manutenção de peso, que ainda precisa ser gerenciado durante o uso de GLP-1s. Trabalhamos para trazer à tona os pensamentos e as crenças negativas que podem ter impedido tentativas anteriores de perder peso, bem como aqueles que são específicos do uso de GLP-1s. Essa base também fornece ferramentas de conversação para criar apoio social em torno de sua jornada com o GLP-1, de modo que você possa responder a todos os que o envergonham e criticam ao longo do caminho. Em resumo,

esta última parte foi criada para ajudá-lo a se sentir forte, confiante e capacitado durante o uso desses medicamentos.

ESTE LIVRO É PARA VOCÊ SE...

- Você leu as manchetes e ouviu falar muitas coisas sobre os GLP-1s e quer separar a verdade da propaganda.
- Você precisa de um espaço seguro e sem julgamentos para considerar todos os aspectos sobre os GLP-1s e se isso é algo a ser discutido com seu médico[VI].
- Seu médico lhe prescreveu um medicamento GLP-1 e você precisa de um plano de acompanhamento ou de mais apoio.
- Poucos médicos têm os anos de experiência que eu tenho no tratamento de pacientes com esses medicamentos. Com meus pacientes, aprendemos o que funciona, o que não funciona e como se preparar para cada etapa da jornada.
- Você já está em sua jornada com o GLP-1 e tem encontrado obstáculos.

Por fim, este livro é para você se estiver interessado em algum dos seguintes assuntos:

- Uma compreensão completa da ciência por trás da obesidade e dos medicamentos GLP-1, para ajudá-lo a evitar doenças e desfrutar de uma vida longa e saudável.
- Recursos para que você se sinta preparado no consultório médico, onde as atitudes antigas ainda prevalecem e muitos médicos não estão atualizados sobre as opções de emagrecimento.
- Diretrizes e receitas que facilitam uma boa alimentação, deixando de lado a cultura da dieta.
- Relatos de sucesso de pacientes que estão mais saudáveis e felizes do que nunca graças aos GLP-1s, apoiados pelo método SoWell.

VI Consultar um médico é essencial antes de iniciar qualquer tratamento, já que isso aumenta a aderência, a continuidade e a efetividade do tratamento (N. Rev.)

LIBERANDO O PODER DE *SUA* VONTADE

Meus pacientes têm tanta força de vontade quanto qualquer outra pessoa. A maior tragédia da cultura da dieta e do bem-estar é que ela desperdiça grande parte de nossa força de vontade – cientificamente comprovada como um recurso limitado – em tentativas muitas vezes fúteis ou até mesmo prejudiciais de perder peso. A alimentação "saudável" se torna um estilo de vida que consome tudo, quase um segundo emprego em tempo integral.

Cresci em uma família de mulheres que lutaram contra o peso desde a adolescência até o fim da vida. Minhas queridas avós estavam sempre conversando em nossa cozinha sobre o próximo melhor esforço. Eu ouvia muito sobre "recomeçar" depois de lapsos, qualquer que fosse a nova abordagem popular – seja contando calorias, comendo laranja ou monitorando seus passos. Elas tentaram de tudo. Enquanto isso, com o passar dos anos, só ficavam mais pesadas, com todos os problemas de saúde associados se acumulando – dores nas articulações, pressão alta, alto nível de açúcar no sangue. Nenhuma delas conseguiu escapar do ciclo. Uma acabou morrendo de doença hepática gordurosa e a outra em decorrência de um AVC, ambas comorbidades da obesidade. Para mim, é devastador pensar em quanta energia elas gastaram em comportamentos que, no final das contas, não as tornaram mais saudáveis e corroeram sua autoestima nesse meio-tempo.

Uma longa lista de benefícios para a saúde pública surgirá do uso generalizado dos medicamentos GLP-1. Mas um benefício que não interessa aos planos de saúde nem tem impacto direto nos resultados financeiros pode estar entre os mais importantes para os usuários reais: os GLP-1s lhe dão uma chance viável de perder peso uma vez e se manter assim por toda a vida. Todo o foco e a força de vontade que antes eram direcionados ao seu prato podem ser redirecionados para o que realmente lhe interessa na vida. Essa é uma vitória profunda, e espero que todos que estejam lendo este livro possam experimentar, onde quer que sua jornada de saúde os leve.

SEÇÃO I

A CIÊNCIA

CAPÍTULO 1

Por que "se esforce mais" é um péssimo conselho médico?

Por séculos, a sociedade – inclusive os médicos – tem se envergonhado e desprezado as pessoas com excesso de peso. Aquelas com obesidade são, em geral, cruelmente descartadas como preguiçosas, sem autoestima, mais fracas e menos competentes do que suas contrapartes mais magras. Há muitas razões negativas para isso – racismo, classismo e misoginia, para citar algumas correntes subjacentes –, mas, como sou médica, este livro se concentrará na história médica. Um dos principais motivos pelos quais os médicos tratam a obesidade como um problema de força de vontade é o fato de não saberem o que fazer.

Hoje, graças a um quarto de século de avanços científicos, estamos finalmente saindo da idade das trevas do controle da obesidade. Quanto mais aprendemos sobre a saúde metabólica, mais claro fica o fato de que muitas pessoas nunca conseguirão perder um peso significativo e mantê-lo apenas com dieta e exercícios – e, para outras, fazer isso é teoricamente possível, mas tão difícil na prática que poucos conseguirão.

Talvez você seja uma dessas pessoas: Não importa o quanto você restrinja sua alimentação, conte seus macronutrientes ou aumente seus exercícios, a tendência de longo prazo do seu peso é aumentar, aumentar, aumentar. A ciência revela que não é a sua força de vontade que está falhando com você – é o seu corpo. Muito comumente, o excesso de peso crônico é o sintoma de uma doença subjacente. E como tratamos a doença, em qualquer outro caso? Não com vergonha ou discursos do tipo "se esforce mais", mas com medicamentos.

Pense na hipertensão, um distúrbio que geralmente pode ser controlado com uma combinação de medicamentos e mudança de comportamento. Quando a enfermeira traz o manguito de pressão arterial, você sente o estômago apertar, preparando-se para a vergonha? Uma leitura alta o inunda de sentimentos negativos? Para a maioria das pessoas, a resposta é *não*; sua pressão arterial é um dado, nada mais.

Então, se sua pressão arterial estiver alta, seu médico diz: "Hmmm, vá para casa, esforce-se mais!". É claro que não. É provável que ele ofereça medicamentos imediatamente para controlar os sintomas e, ao mesmo tempo, converse com você sobre as mudanças de estilo de vida que deve fazer (uma das quais pode ser perder peso, já que a pressão alta também faz parte das comorbidades da obesidade).

O que torna a experiência desses dois cenários tão diferente é que ninguém questiona a ideia de que a hipertensão é uma doença prejudicial, mas reversível. E até recentemente não havia nenhum medicamento que um médico pudesse oferecer para reverter a obesidade de forma eficaz.

AVANÇOS NA SAÚDE METABÓLICA

Com décadas de pesquisa, sabemos agora, sem sombra de dúvida, que a obesidade não é causada por falta de força de vontade. É uma doença crônica, recidivante e progressiva com um conjunto complexo de causas – tão complexo que ainda não sabemos tudo. Os principais cientistas e médicos ainda estão debatendo calorosamente as principais causas da obesidade, e nem todos os médicos concordarão com minhas conclusões como especialista em medicina da obesidade.

Por conta dessa complexidade, os médicos talvez *nunca consigam* identificar os motivos exatos pelos quais você ou qualquer outra pessoa específica ficou cronicamente acima do peso. Portanto, essa é a primeira pista de que "coma menos, movimente-se mais" ou "esforce-se mais" são péssimos conselhos: são diretrizes gerais para uma doença que é incrivelmente individual.

Embora ainda tenhamos muito a aprender, estamos muito mais perto do que nunca de identificar e tratar as causas básicas da obesidade. E, embora o estigma do peso seja um problema inegável na medicina, a melhor maneira de combatê-lo é se informar sobre o que está acontecendo dentro do seu corpo, para que você possa se tornar seu melhor defensor e deixar a vergonha para trás.

Com isso em mente, dou-lhe os parabéns! Você foi aceito para o meu minicurso de Medicina da Obesidade. Ao terminar esta seção, você saberá mais do que diversos médicos sobre saúde metabólica e a biologia da obesidade.

INTRODUÇÃO À MEDICINA DA OBESIDADE

Vamos começar com as explicações convencionais sobre as razões de as pessoas engordarem. Essas explicações, geralmente chamadas de conjunto de fatores de estilo de vida, são as origens dos conselhos do tipo "coma menos, movimente-se mais":

- **Comportamentais:** algumas pessoas se envolvem em comportamentos que levam a comer demais e a um estilo de vida sedentário.
- **Ambientais:** as mudanças no mundo moderno, como a dependência do carro e a prevalência dos empregos de escritório, levaram a estilos de vida sedentários que promovem o ganho de peso.
- **Socioculturais:** nossa cultura alimentar industrial está nos engordando, com muitos culpados em potencial: *fast food*, alimentos processados, óleos de sementes, xarope de milho com alto teor de frutose, carboidratos simples e abundantes, falta de acesso a frutas e legumes, dentre outros.

Os fatores de estilo de vida são importantes. O fato de serem antigos não os torna errados, e não estou descartando-os totalmente. Fatores comportamentais, como padrões alimentares não saudáveis, são causas reais da obesidade e podem sugerir intervenções eficazes. Também precisamos trabalhar no nível social para tornar o estilo de vida saudável mais acessível e barato para todos.

Mas, ao mesmo tempo, essas explicações tendem a classificar a obesidade como o resultado de escolhas voluntárias e, portanto, *alteráveis*, mesmo quando se sabe que eles são fortemente influenciados pelo ambiente e pela cultura. Se esses fossem os únicos culpados, dizer a alguém para "simplesmente parar de comer" poderia ser razoável.

No entanto, graças aos avanços científicos, agora temos duas novas causas básicas para explorar e tratar: **a desregulação neuro-hormonal**[I] e **a genética**. Elas desafiam as abordagens convencionais de "coma menos, movimente-se mais" ou de "calorias que entram/calorias que saem" para o ganho de peso.

Doenças ligadas à obesidade

Antes de prescrever um medicamento com GLP-1, seu médico deve investigar se você tem alguma das seguintes doenças ou distúrbios. O objetivo é sempre identificar e tratar as causas subjacentes da obesidade.

- Síndrome dos ovários policísticos (SOP)
- Síndrome metabólica
- Pré-diabetes
- Diabetes tipo 2
- Hipotireoidismo
- Transtorno de compulsão alimentar
- Síndrome da alimentação noturna
- Apneia do sono
- Depressão ou transtornos de humor

Hormônios e seu cérebro

A ciência começou a reconhecer que grande parte da causa subjacente da obesidade é fisiológica, e não simplesmente comportamental, por conta da sinalização neuro-hormonal anormal no cérebro.

Para regular o peso, o hipotálamo – a região cerebral responsável pela sensação de fome e saciedade – (no cérebro) está em comunicação frequente com os hormônios adiposos (gordura), o intestino e hormônios pancreáticos, além dos nutrientes nas comidas que você come.[1]

Quando temos uma saúde ideal, todos esses hormônios trabalham em conjunto com o cérebro para manter a homeostase energética, o que significa que comemos o que precisamos para atender às nossas necessidades

---

I Vários neurotransmissores cerebrais desempenham um papel crucial no controle do peso corporal (N. Rev.).

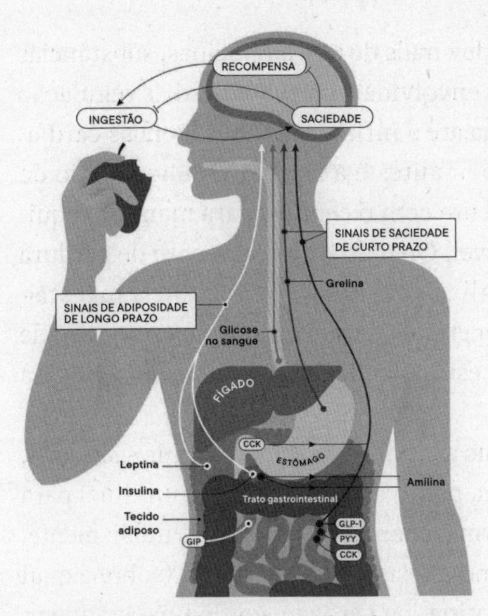

Figura 1. A biologia do ganho de peso. Há mais de 400 genes e 40 hormônios envolvidos na regulação do peso.

energéticas, nosso corpo metaboliza o alimento em energia e nosso peso permanece estável ao longo do tempo. Você não pode controlar conscientemente esse sinal hormonal, mas,quando ele é recebido no cérebro, você sente os efeitos. Esses sinais controlam coisas como a fome que sentimos, a rapidez com que nos saciamos e o sabor dos alimentos. Em outras palavras, é assim que o sistema nervoso central o obriga a comer, da mesma forma que a necessidade de oxigênio do seu corpo o obriga a respirar.

Quando esses hormônios se tornam desregulados – e explicarei alguns dos motivos pelos quais isso acontece daqui a pouco –, você não pode se forçar a parar de comer, assim como não é possível parar de respirar. O problema é fisiológico, e não simplesmente comportamental.

A imagem acima pode parecer complicada, mas, na verdade, é uma representação muito *simplificada* dos complexos mecanismos de *feedback* entre o cérebro, o intestino, o pâncreas, a gordura e a sua comida.[2] Ela inclui os nove hormônios envolvidos com o peso que mais conhecemos: grelina, peptídeo-1 semelhante ao glucagon (GLP-1), peptídeo YY (PYY), colecistoquinina (CCK), insulina, glicose-polipeptídeo insulinotrópico-dependente (GIP), glucagon, amilina e leptina.

A gordura é um órgão

Poucas pessoas percebem que sua gordura não é uma bolha passiva ocupando espaço. Na verdade, ela é um órgão poderoso e dinâmico. Eu diria que é o órgão mais poderoso que temos. E, quando se torna muito poderoso, ele passa a ser um dos principais impulsionadores da desregulação hormonal, o qual torna quase impossível emagrecer e cada vez mais fácil engordar.

O tecido adiposo (gordura) produz mais de 600 adipocinas, substâncias semelhantes a hormônios que estão envolvidas em tudo, desde a regulação do apetite e a sensibilidade à insulina até a inflamação e as doenças cardíacas.[3] Uma das adipocinas mais importantes é a leptina, um hormônio da saciedade que se comunica diretamente com o cérebro para manter o equilíbrio dos estoques de gordura saudável. Quando há um aumento de gordura em um corpo magro, a leptina sinaliza ao cérebro para inibir a ingestão de alimentos e estimular o gasto de energia. Por outro lado, em um estado de magreza excessiva, a leptina diminui, estimulando a ingestão de alimentos e a conservação de energia.

Mais gordura = mais leptina. Como a leptina é um hormônio da saciedade, você poderia supor que isso seria bom, pois o cérebro receberia um sinal para diminuir a fome, reduzindo assim o armazenamento de gordura. Infelizmente, não é isso o que acontece. Assim como a resistência à insulina (sobre a qual falaremos a seguir), o excesso de leptina, na verdade, leva a um estado em que o cérebro se torna resistente à mensagem do hormônio, levando à redução da saciedade, ao excesso de comida e ao ganho de peso, além de promover o ciclo de aumento da produção de leptina.[4]

Você pode pensar que, se você começa magro, o corpo não deveria ficar sensível à leptina e manter o peso e a fome? Historicamente sim, mas pesquisas demonstraram que os neurônios receptores de leptina no cérebro foram danificados pela dieta ocidental moderna, que se tornou "naturalmente" deliciosa por meio de carboidratos simples e gordura saturada.[5]

Aqui reside um ciclo difícil de ser quebrado: consumir alimentos hiperpalatáveis prejudica a sinalização cérebro-leptina, o que leva à redução da saciedade e ao aumento dos desejos, o que leva ao ganho de peso, o que leva à resistência de leptina... que leva ao desejo de comer alimentos hiperpalatáveis. (Parece uma daquelas situações em que você puxa um fio solto da roupa...e, quando vê, a peça inteira se desfaz).

RESISTÊNCIA À INSULINA

Outra forma de sinalização *neuro-hormonal* anormal resulta da *resistência à insulina*, um motivo extremamente comum pelo qual as pessoas ganham peso com facilidade e depois têm dificuldade para perdê-lo.

Como o corpo armazena energia (ou seja, como ele produz gordura)

1. Você come alimentos (especialmente carboidratos).
2. Os carboidratos são quebrados em glicose.
3. O pâncreas libera insulina para ajudar o corpo a absorver a glicose.
4. O excesso de glicose é armazenado como gordura.
   Com o tempo, o excesso de glicose e gordura causa resistência à insulina.
5. O excesso de gordura reduz a sensibilidade à leptina.

O alimento é o que nosso corpo usa para produzir e armazenar energia. Todos os alimentos são compostos de três macronutrientes: carboidratos, proteínas e gorduras. Quando você ingere um alimento, qualquer alimento, ele acaba sendo dividido em "blocos de construção" que são úteis ao seu corpo:

Carboidratos→ Glicose | Proteína→ Aminoácidos | Gordura→ Ácidos graxos

A glicose, proveniente dos carboidratos, é a fonte de energia instantânea preferida do corpo. Mas não podemos fazer nada apenas com a glicose; ela precisa ser desidratada por meio de um veículo hormonal chamado *insulina*. As células beta do pâncreas secretam insulina a fim de que ela possa ser transportada para abastecer o cérebro, os músculos e tudo mais.

Seu corpo pode fazer três coisas com a glicose:

- Queimar para obter energia instantânea.
- Converter em glicogênio em quantidades limitadas para uso posterior.
- Armazenar como gordura.

O que acontece quando você come muitos carboidratos e açúcar e acaba com excesso de glicose? Seu pâncreas tem que trabalhar mais para secretar a insulina que permitirá que a glicose seja armazenada como gordura.

Com o passar do tempo, com muita glicose circulando e muita gordura se acumulando, a insulina não funciona tão bem quanto antes. Você desenvolve *resistência à insulina*, o precursor do pré-diabetes. No diabetes tipo 2 completo, você não apenas se torna resistente à insulina, mas também tem o duplo golpe de um pâncreas que queima e pode parar de produzir insulina.

Quando você se torna resistente à insulina, o pâncreas continua a bombear a insulina, mas seu corpo fica cada vez mais insensível a ela. O fornecimento de glicose para energia ou armazenamento exige cada vez mais insulina. E, enquanto o corpo e o pâncreas discutem a quantidade de insulina necessária, a glicose permanece no sangue, uma condição conhecida como *hiperglicemia* (também conhecida como alto nível de açúcar no sangue).

Com o aumento dos níveis de insulina, o corpo aumenta os sinais para armazenar gordura e aumentar a fome. Em vez de aproveitar a glicose para obter energia instantânea, seu corpo se torna mais propenso a armazená-la, de modo que você acaba tendo mais e mais gordura. Mesmo em um corpo saudável, a glicose será armazenada como gordura quando os níveis de glicose excederem suas necessidades energéticas.

Todas essas alterações hormonais causadas pela resistência à insulina explicam o que está acontecendo nos bastidores quando as pessoas dizem: "Estou fazendo de tudo e o peso continua aumentando". Os médicos costumavam supor que a pessoa estava enganada. Na realidade, isso pode ser resistência à insulina.

Além da leptina e da insulina, alguns outros sinais hormonais importantes têm um papel significativo na regulação da ingestão de alimentos e do gasto de energia por meio do hipotálamo:

- Grelina – secretada pelo estômago, estimula a fome.
- Peptídeo YY (PYY) e colecistoquinina (CCK) – secretados pelos intestinos, inibem a ingestão de alimentos (diminuem o apetite) e retardam o esvaziamento gástrico.
- Glucagon – secretado pelo pâncreas, mantém a glicose no sangue e a homeostase energética; em épocas de oferta limitada de energia (alimentos), reduz o apetite e aumenta o gasto de energia.
- Amilina – cossecretada com insulina pelo pâncreas, suprime o apetite e a ingestão de alimentos, retarda o esvaziamento gástrico e suprime a liberação de glucagon.
- Peptídeo semelhante ao glucagon-1 (GLP-1) e polipeptídeo trópico de insulina dependente de glicose (GIP) – secretado pelos intestinos, estimula

a secreção de insulina e suprime a secreção de glucagon para controlar a ingestão de nutrientes; regula a fome e retarda o esvaziamento gástrico.

POR QUE AS DIETAS SÃO DESTRUTIVAS?

A perda de peso leva a alterações biológicas compensatórias que tornam a manutenção quase impossível. Mais uma vez, os hormônios são o motivo. Um estudo de 2011 demonstrou que há desequilíbrios hormonais significativos mesmo até um ano após a perda de peso inicial![6]

Em teoria, a restrição de calorias deveria resultar em perda de gordura. Mas tenho certeza de que você já tentou fazer isso e sabe o que acontece: Sua fome sai completamente do controle. Você só consegue pensar na fome. E, se você não estiver de fato comendo, estará pensando no que você vai comer em seguida. Isso acontece porque seu intestino dispara o hormônio grelina, que grita: "Estou morrendo de fome! Alimente-me!".

Também sabemos que, quando restringimos as calorias e perdemos peso, nosso corpo responde enviando menos leptina, CCK, PYY e GLP-1 para o cérebro – promovendo o aumento da fome e a recuperação do peso perdido.

Estudos de ressonância magnética mostraram que, quando os níveis de leptina são reduzidos, o cérebro responde à visão do alimento acionando seus centros de recompensa. As ressonâncias magnéticas também mostraram que, cada vez que você faz dieta, essas reações no cérebro se tornam mais poderosas.[7] Se você já se sentou à mesa sem conseguir parar de pensar no prato de rosquinhas glaceadas brilhantes no centro dela, esse é o motivo. Você estava sob o efeito de uma sinalização neuro-hormonal anormal.

A "cura" *low carb*

Agora você entende por que seus hormônios tornam quase *fisiologicamente impossível* viver em um estado crônico de baixa caloria. A maneira mais viável de queimar gordura é *diminuir a insulina*. Mais uma vez, em teoria, isso pode ser alcançado apenas com a restrição alimentar na forma de uma dieta muito pobre em carboidratos ou cetogênica.

Assim como os nutrientes que ingerimos podem prejudicar a função hormonal adequada, eles também podem ajudar a curá-la. Dietas ricas em açúcar e carboidratos promovem resistência à insulina. Porém, quando você *restringe* os carboidratos, há menos glicose circulando pelo seu sistema e o nível de açúcar no sangue permanece baixo. O pâncreas responde bombeando menos insulina.

Quando seu corpo precisa de energia nesse estado de privação de glicose, ele recorre ao fígado, que armazena açúcar exatamente para esse cenário. É o gerador de reserva de seu corpo. Essas reservas são gastas rapidamente, em 1 ou 2 dias, e o corpo passa a queimar gordura. Isso é conhecido como *cetose*. À medida que você queima gordura, a leptina começa a se recuperar e, portanto, você sente menos fome. E, com o tempo, sua resistência à insulina também diminui.

Como o corpo queima energia (ou seja, como perde gordura)

1. Estado de jejum, redução de calorias ou ingestão muito baixa de carboidratos.
2. Diminui a insulina.
3. Queima o açúcar armazenado no fígado.
4. Queima a gordura corporal e do fígado.
5. Aumenta a sensibilidade à leptina.

O problema é que, na prática, pouquíssimas pessoas conseguem manter uma dieta com baixo teor de carboidratos no longo prazo. Eliminar voluntariamente os principais grupos de alimentos não é o que fomos projetados para fazer e pode ter muitas desvantagens.

As dietas não apenas falham como podem piorar as coisas, colocando-nos no caminho rápido para a desregulação hormonal. Ninguém faz dieta apenas uma vez; as pessoas ficam sob o efeito sanfona – e, quanto mais fazem dieta, mais difícil é emagrecer na próxima vez. A restrição aumenta nossos sinais de fome, de modo que as pessoas não apenas recuperam o peso que perderam, mas engordam ainda mais. Toda dieta eleva um pouco mais seu limite – o peso que o corpo tenta proteger por meio da homeostase.

Não sei dizer quantos pacientes já vi cujos problemas de peso são o resultado direto de décadas de efeito sanfona. Brenda é uma dona de casa da região nordeste dos Estados Unidos. (Alterei todos os nomes dos pacientes neste livro e, às vezes, os detalhes de identificação, para proteger sua privacidade). Durante a faculdade, com 1,69 metro e 72 quilos, ela não estava satisfeita com seu peso. Embora seu IMC a colocasse na categoria de excesso de peso, ela provavelmente estava em um peso metabolicamente saudável. (Mais informações sobre os prós e contras do IMC como ferramenta de triagem no capítulo 4).

Meu relato: como fazer dieta me fez engordar

Durante toda a minha vida, me senti gorda — não tanto pelo que eu sentia, mas por causa da minha aparência. Anos fazendo dieta acabaram me deixando obesa, e eu não estava mais disposta a continuar com as dietas ineficazes. Tinha medo de que os medicamentos com GLP-1 fossem mais do mesmo, mas a verdade é que eles mudaram minha vida para sempre.
— Brenda

Como acontece com muitos de meus pacientes, os ideais culturais sobre peso e beleza a levaram a uma vida inteira de efeito sanfona, começando na faculdade. Toda vez que fazia dieta, ela perdia cerca de 5 quilos e voltava a ganhar mais, e aos 40 anos ela pesava 90 quilos. Nesse momento, ela entrou em um daqueles programas de “*shakes*”, em que você toma dois *shakes* por dia, faz exercícios físicos intensos e depois janta algo “equilibrado”. Em cinco meses ela chegou a pesar 68 quilos, mas não conseguiu manter o peso. Depois disso, seu peso começou a subir, e nada parecia ser capaz de pará-lo. Quando tivemos nosso primeiro encontro, ela estava com 102 quilos, deprimida e irritada. Ela tinha desistido totalmente de fazer dieta, mas seu histórico havia deixado sua marca. Ela era resistente à insulina, pré-diabética e sentia dores debilitantes nas articulações.

As dietas também levam à adaptação metabólica

Não são apenas os hormônios da fome que levam ao ganho de peso após a dieta. A dieta também afeta nossa taxa metabólica de repouso (RMR), o número-base de calorias que o corpo queima apenas para mantê-lo vivo. Em resumo, a dieta ensina seu corpo a sobreviver com menos calorias, um efeito que persiste por muito tempo após o término da dieta e, provavelmente, para sempre.

Isso foi demonstrado em vários estudos, mas o mais famoso deles analisou a RMR de 16 participantes de um programa de TV da década de 1980 chamado *The Biggest Loser* (no Brasil se chamou *O Grande Perdedor* e *Quem Perde Ganha*), no qual eles competiam para perder a maior quantidade de peso corporal em 30 semanas.[8] A conclusão é que a adaptação metabólica torna o esforço de perder cada quilo cada vez maior à medida que você passa mais tempo fazendo dieta.

GENÉTICA, EPIGENÉTICA E VOCÊ

Há uma última peça importante no quebra-cabeça que explica por que o excesso de peso pode ser tão difícil de perder: a obesidade é predominantemente genética. Estudos com gêmeos mostraram que a herança familiar é responsável por aproximadamente 70% da tendência do corpo a ganhar peso. Apenas 30% estão ligados ao ambiente.[9]

Sabemos disso graças ao trabalho pioneiro do Dr. Albert Stunkard, um médico pesquisador que foi um dos primeiros a expor as falhas profundas na suposição médica de que a obesidade era principalmente uma "desordem da vontade" comportamental, como os médicos a descreveram no século XIX. O campo da medicina da obesidade poderia não existir se não fosse a adoção de Stunkard e os estudos com gêmeos na década de 1980.

Stunkard examinou primeiramente 540 adultos adotados e comparou o peso deles com o de seus pais adotivos e biológicos. Ele descobriu que não havia relação entre o peso dos adotados e o de seus pais adotivos – as pessoas que lhes deram a maior parte de suas refeições e serviram de modelo em seu caminho para a vida adulta. Em vez disso, o peso deles estava muito próximo do de seus pais biológicos.

Essas descobertas surpreendentes apoiaram uma explicação para o peso baseada na natureza em detrimento da criação, o que foi ainda mais solidificado quando Stunkard estudou centenas de pares de gêmeos que foram criados juntos e separados.[10] Ele descobriu que os IMC dos gêmeos eram praticamente idênticos, independentemente de terem sido criados juntos ou separados, reforçando a ideia de que o ambiente (criação) era irrelevante para o peso corporal.

Isso significa que devemos desistir das mudanças ambientais e comportamentais? Nem mesmo o Dr. Stunkard pensa assim. Mas a descoberta enfatiza que o ganho de peso é um fenômeno amplamente biológico, que exige soluções que vão além da iniciativa individual.

O misterioso pico da obesidade

Nos anos que se seguiram à pesquisa de Stunkard, mais de 500 genes foram associados à obesidade.[11] E, no entanto, a genética por si só não consegue explicar certas mudanças no nível populacional na prevalência da obesidade desde 1980. Entre 1980 e 2018, a porcentagem da população dos EUA com IMC acima de 30 passou de 13,4 para 42,4%[II]. A população com obesidade extrema (IMC ≥ 40) também aumentou durante esse período, de 0,9 para 9,2%.[12]

Então, o que aconteceu em 1980? Tudo, desde os subsídios ao milho, passando pela explosão do *junk food* superpalatável, até o uso generalizado de ar-condicionado foi sugerido para explicar o aumento drástico da obesidade nos anos seguintes. Essa mudança no nível populacional é rápida demais para ser explicada pela genética. Entretanto, a ciência emergente da *epigenética* oferece um possível componente hereditário.

Epigenética, que significa literalmente "em cima da genética", é o estudo de como a genética e as exposições da vida se cruzam. Essas exposições – ambientais, nutricionais, fetais, virais e outras – têm o potencial de alterar a expressão de um gene. Como observou o pesquisador de obesidade George Bray, em uma citação que ficou famosa pela cientista Elizabeth Blackburn, "Os genes carregam a arma e o ambiente puxa o gatilho".[13]

A ideia de que a epigenética pode ser *hereditária* ainda está em debate. Pode ser que qualquer novo fator que tenha sido introduzido em 1980 tenha simplesmente persistido, influenciando a expressão gênica em cada geração por meio da exposição imediata.[14] Em outras palavras, se os subsídios ao milho foram a causa do pico, estamos consumindo xarope de milho em excesso desde então.

II No Brasil, dados divulgados no Mapa da Obesidade pela Associação Brasileira para o Estudo da Obesidade e Síndrome Metabólica (Abeso) indicam que a obesidade aumentou 72% nos últimos 13 anos, saindo de 11,8% em 2006 para 20,3% em 2019 (N.E.).

Entretanto, alguns estudos sugeriram a possibilidade de uma epigenética hereditária da obesidade transmitida de geração em geração. Por exemplo, os pesquisadores descobriram que as crianças nascidas de mulheres após a cirurgia bariátrica e a subsequente perda de peso tinham um risco menor de obesidade do que os irmãos nascidos antes da cirurgia.[15]

Por que isso é importante?

Os pesquisadores estimam que, até 2030, aproximadamente 50% dos adultos dos EUA terão obesidade, sendo que 25% dos adultos terão obesidade grave[III] (IMC acima de 35).[16] Se pudéssemos encontrar uma maneira de combater a obesidade em toda a população em uma única geração – uma possibilidade de longo alcance, mas esperançosa, se os GLP-1s se tornassem amplamente acessíveis e adotados –, a esperança é que poderíamos finalmente reverter a tendência que começou nos anos 1980. O resultado seriam gerações futuras em que a quase maioria da população não precisaria depender de intervenção médica para manter um peso saudável, situação em que nos encontramos hoje.

A PROMESSA DOS GLP-1S

Qualquer que seja a causa mais prevalente ou aguda da obesidade, a consequência é que muitas pessoas estão doentes e cada vez mais doentes. A obesidade, embora não seja um indicador perfeito de resultados de saúde, continua sendo um indicador confiável de doenças agudas no futuro. Felizmente, agora temos um meio poderoso de gerenciar ou até mesmo reverter essa doença, que funciona independentemente de a causa ser comportamental, ambiental, sociocultural, hormonal, metabólica ou genética.

III De acordo com o estudo "A epidemia de obesidade e as DCNT – causas, custos e sobrecarga no SUS", financiado pelo CNPq, as projeções indicam que, até 2030, cerca de 68% da população brasileira poderá estar com excesso de peso, e 26% com obesidade. Outro estudo, realizado por pesquisadores da Universidade Federal de Minas Gerais (UFMG) e publicado na revista *Scientific Reports*, prevê que, até 2030, 29,6% da população adulta brasileira estará obesa, com 9,3% apresentando obesidade classes II e III (IMC ≥ 35) (N.E.).

CAPÍTULO 2

Como os GLP-1s ajudam a reverter a obesidade, acabar com o efeito sanfona e proteger sua saúde

Minha paciente Amelia é uma pessoa extrovertida e determinada, que gerencia uma equipe de enfermeiras em uma grande cidade dos Estados Unidos. Ela também está longe de ser o estereótipo de uma pessoa com obesidade. Amelia cresceu em uma família com hábitos muito saudáveis e foi dançarina no ensino médio e na faculdade. Durante a maior parte de sua vida adulta, ela sempre se exercitou com regularidade, e acabou adotando o CrossFit e o Orangetheory. O que ela mais gosta nas férias é viajar para fazer trilha em montanhas. Contudo, quando nos conhecemos em 2020, ela tinha 34 anos e pesava 146 quilos.

Veja se você consegue se identificar com o modo como Amelia chegou a esse ponto. Quando adulta, ela oscilou entre 81 e 90 quilos, mas manter essa faixa de peso exigiu muito esforço. Ela construiu um estilo de vida baseado em dietas e exercícios constantes. Mesmo assim, no final de seus 20 anos, ela começou a engordar. Ela se esforçava muito em um programa de alimentação e exercícios, até mesmo contratando *personal trainers* e cozinheiros, e perdia de 18 a 27 quilos – apenas para ganhá-los de volta com quilos extras, quase na mesma velocidade.

E então veio a pandemia da covid-19. De repente, Amelia estava trabalhando 18 horas por dia, sem dias de folga. Ela estava emocional e fisicamente sobrecarregada, sem tempo ou energia para se exercitar. Tendo começado a pandemia com o peso mais alto de sua vida, ela engordou cerca de 22 quilos a mais em um período de quatro meses e viu sua saúde continuar a declinar. Suas articulações doíam tanto que, em algumas manhãs, era difícil sair da cama. Enquanto isso, seu sistema digestivo estava um caos. Sempre que ingeria carboidratos ou açúcar, tinha dores de estômago terríveis, diarreia e outros problemas, de modo que mal comia. Então, chegou um momento devastador em que ela percebeu que não estava mais em forma para fazer trilha. Com esse novo peso, ela mal se reconhecia.

Quando o equilíbrio entre vida pessoal e profissional finalmente voltou, ela estava determinada a se sentir bem novamente. Ela contratou um *personal trainer* e se alimentou de forma saudável. Mas, depois de meses de exercícios físicos e de uma dieta quase sem carboidratos, ela não emagreceu. E definitivamente não se sentia melhor.

Amelia entrou em contato comigo por indicação de uma de seus pacientes, que havia perdido mais de 30 quilos e superado o transtorno da compulsão alimentar sob meus cuidados. No início, Amelia era extremamente cética em relação à ideia de medicamentos para perda de peso. Ela tinha todas as ferramentas e recursos para emagrecer e já havia feito isso muitas vezes antes. No entanto, ela sabia que dessa vez havia algo mais acontecendo em seu interior; ela estava realmente doente e começando a acreditar que poderia precisar de ajuda.

Como sempre, começamos com o exame de sangue. Como uma pessoa que se esforçou muito para ser saudável durante a maior parte de sua vida, não foi fácil para ela confrontar os números em seus laboratórios. Ela ficou extremamente chateada ao saber que tinha uma hemoglobina A1C (HbA1c) de 8,1, confirmando o diabetes tipo 2. Ela também tinha pressão alta e colesterol alto, marcadores de disfunção metabólica. Seu peso, IMC e circunferência da cintura a colocavam diretamente na categoria de "obesidade de alto risco", uma designação um tanto chocante.

O primeiro emprego de Amelia como enfermeira foi em um centro bariátrico, portanto, embora entendesse bem que a obesidade era um estado de doença, ela havia sido ensinada que encolher o estômago por meio de cirurgia era a intervenção mais eficaz – na verdade, a única. Mas ela também temia o procedimento, pois havia visto um pequeno subconjunto de pacientes sofrer danos irreversíveis. Ela também sabia que não era infalível; de fato, a paciente que me recomendou havia recuperado todo o peso perdido e mais um pouco após a cirurgia bariátrica.

Na interação de Amelia com minha paciente, ela ouviu falar pela primeira vez dos GLP-1s. Assim, meu passo inicial foi explicar para ela que esses novos medicamentos não apenas levariam à perda de peso, mas também reverteriam as comorbidades da obesidade que ela já apresentava aos 34 anos de idade.

GLP-1S E O CÉREBRO

Os medicamentos GLP-1 nos permitem gerenciar a desregulação hormonal que discutimos no capítulo anterior. Lembre-se, esses hormônios regulam a fome, a saciedade e outros fatores que determinam se a balança sobe ou desce[I].

Após anos de tentativas fracassadas para encontrar uma cura eficaz para a obesidade por meio de vias hormonais, os cientistas que buscavam um tratamento para o diabetes finalmente produziram a semaglutida – o ingrediente ativo do Ozempic e do Wegovy. A semaglutida é um análogo feito em laboratório do hormônio GLP-1. Os médicos o chamam de agonista, ou seja, uma cópia[II]. O Mounjaro e o Zepbound também são agonistas, mas de dois hormônios em vez de apenas do GLP-1. Esse agonista duplo, conhecido como *tirzepatida*, inclui o GLP-1 associado a um segundo hormônio, o GIP.

Algumas coisas muito poderosas aconteceram quando os pesquisadores inundaram o corpo com agonistas de ação prolongada para esses hormônios, em níveis muito além do que a natureza fornece – e é por isso que os GLP-1s usados em combinação com mudanças no estilo de vida são agora o primeiro protocolo realmente eficaz do mundo para curar o sistema metabólico e tratar a obesidade no longo prazo.

Vamos começar com o açúcar no sangue.

Muitas pessoas precisam de ajuda para controlar o açúcar no sangue, e não apenas aquelas com diabetes tipo 2, como Amelia. Muitas pessoas que lutam contra o excesso de peso ou a obesidade são pré-diabéticas, com marcadores de resistência à insulina e níveis de açúcar no sangue no limite superior da faixa "normal". Muitas vezes, o único sintoma nesse estágio é que elas

---

I Os GLP-1s não "fecham" seu apetite de maneira artificial, mas ajudam seu cérebro a se sentir satisfeito com menos comida. Isso torna a perda de peso mais natural, sem a sensação constante de privação que dietas radicais costumam causa (N. Rev.).

II O medicamento GLP-1 imita a ação do hormônio natural GLP-1 (*Glucagon-Like Peptide-1*), que é produzido pelo nosso corpo no trato gastrointestinal e que envia sinais ao cérebro para reduzir a fome e aumentar a sensação de saciedade. Se o corpo entende que não está "passando fome", há menos tendência ao efeito sanfona quando o tratamento termina (N. Rev.).

lutam mais para emagrecer. Um estudo surpreendente da Universidade da Carolina do Norte em Chapel Hill descobriu que apenas 12,2% dos adultos americanos são metabolicamente saudáveis. A saúde metabólica foi definida como a presença de níveis ideais de cinco fatores: açúcar no sangue, triglicérides, colesterol de lipoproteína de alta densidade (HDL), pressão arterial e circunferência da cintura, sem a necessidade de medicamentos.[1]

O que nos leva à **primeira superpotência do GLP-1**: regular o açúcar no sangue. Os dados do estudo SURPASS-1, que estudou participantes com diabetes tipo 2 que tomaram tirzepatida durante 40 semanas de tratamento, mostraram uma redução de mais de 2 pontos percentuais na HbA1c para aqueles que tomaram a dose completa.[2] (O teste de HbA1c, às vezes chamado de teste A1C, mede a porcentagem de hemoglobina nos glóbulos vermelhos que possui glicose ligada, indicando a glicose média no sangue nos últimos três meses. Ele é usado para diagnosticar diabetes tipo 2 e pré-diabetes.) Quase 90% de todos os participantes do estudo atingiram uma HbA1c inferior a 7% – a meta média recomendada de açúcar no sangue estabelecida pela Associação Americana de Diabetes. Dos participantes que tomaram a dose completa (15 mg), mais de 50% atingiram uma HbA1c inferior a 5,7%, o que está fora da faixa pré-diabética[III].

Como esses resultados são alcançados? Quando o nível de açúcar no sangue fica muito alto, o medicamento GLP-1 se comunica com o pâncreas e diz: "Acione a insulina". Ele também diz ao fígado para parar de produzir açúcar. Isso permite que seu corpo varra todo o açúcar extra do sangue. Isso reduz a inflamação e o protege de uma série de problemas de saúde.

Porém, mesmo com os níveis de açúcar no sangue dentro da faixa normal, você continuaria acima do peso ou ganharia peso se comesse além das suas necessidades energéticas.

Aqui entra a **segunda superpotência do GLP-1**: diminuir o volume da fome para que você coma menos naturalmente. Como já aprendemos, cortar calorias sem medicação faria seus hormônios gritarem "coma mais!" o dia todo. Mas, quando você toma um medicamento GLP-1, seu estômago retém o alimento por mais tempo em vez de movê-lo rapidamente para os intestinos.

III No Brasil, os níveis de HbA1c considerados pela Sociedade Brasileira de Diabetes e divulgados em 2024 nas Diretriz da Sociedade Brasileira de Diabetes são: normal, inferior a 5,7%, pré-diabetes: 5,7 a 6,4% e diabetes *mellitus* : maior que 6,4% (N. E.).

Um estômago cheio sinaliza ao corpo para produzir menos hormônios da fome e mais hormônios da saciedade. Portanto, você não apenas se sacia mais rapidamente, mas também fica saciado por mais tempo.

E, finalmente, **a terceira superpotência do GLP-1**: conversar com o cérebro *a partir do intestino* a fim de regular o apetite e a ingestão de alimentos. Quanto mais GLP-1 no cérebro, menos fome você sente.

Juntos, esses três superpoderes têm um efeito profundo na comunicação entre o cérebro, a gordura e o intestino. Alguns outros tipos de medicamentos para perda de peso atuam nos centros de recompensa do cérebro, que nos obrigam a comer. O Contrave, que combina um medicamento para dependência com um medicamento para depressão, é um exemplo. Os GLP-1s, por sua vez, não atuam apenas no cérebro. Em vez disso, eles fortalecem o sistema interno de vaivém do corpo para a regulação do peso, que depende do ciclo de comunicação *entre* o cérebro, a gordura, o intestino e a comida.

Todos esses fatores se reúnem para reduzir o seu limite de peso[IV], desde *que você permaneça tomando o medicamento e continue com as mudanças de estilo de vida que fez enquanto o tomava*. Assim, pela primeira vez, você poderá perder peso e mantê-lo. Não será fácil, mas você deixará de gastar todos os dias com o medicamento. E você deixará de passar todos os dias de sua vida lutando contra sua biologia, na academia e na mesa.

DETALHANDO OS BENEFÍCIOS

Normalmente, as informações sobre os benefícios dos GLP-1s começam com a quantidade de peso que você pode esperar perder. Como sou uma médica cujos principais interesses são a prevenção e a cura, vou começar pela redução de doenças. Embora, até o momento, o medicamento só tenha sido aprovado pela Food and Drug Administration (FDA) para diabetes, perda de peso e doenças cardiovasculares (esta última apenas quando os pacientes também

IV Também conhecido como "*set point*" do peso corporal, esse é o ponto de equilíbrio natural do corpo, ou seja, o peso que seu organismo tenta manter ao longo do tempo. Quando uma pessoa faz dieta e perde peso rapidamente, o corpo reage reduzindo o metabolismo e aumentando a fome, tentando voltar ao seu *set point* original. Os GLP-1s atuam no sistema de regulação do peso ajustando o *set point* para um nível mais baixo de forma mais gradual e sustentada (N. Rev.).

estão com sobrepeso ou obesidade),[V] as pessoas que emagrecem com um GLP-1 observam melhora ou reversão dos seguintes problemas de saúde – e esta é apenas uma lista parcial:

- Resistência à insulina.
- Diabetes tipo 2.
- Síndromes do fígado gorduroso.
- Hipertensão (também conhecida como pressão alta).
- Colesterol alto e doenças cardíacas.
- Doença renal crônica (DRC).
- Apneia do sono.

A eficácia dos GLP-1s no tratamento do diabetes tipo 2 e suas condições associadas está bem estabelecida, mas o primeiro estudo de referência comprovando seu efeito sobre a doença cardiovascular em pessoas sem diabetes só chegou em 2023. Em novembro daquele ano, a Novo Nordisk publicou os dados completos de seu estudo SELECT – e estes eram ainda melhores do que os médicos focados na prevenção, como eu, esperavam. A semaglutida na dose completa de 2,4 mg demonstrou produzir os seguintes benefícios em pessoas obesas e com sobrepeso com doença cardiovascular (DCV) estabelecida, mas sem diabetes:

- 20% de redução em morte cardiovascular, infarto e AVC.
- Redução de 18% na insuficiência cardíaca.
- Redução de 19% na mortalidade por todas as causas.
- Redução de 75% no aparecimento de pré-diabetes.

O risco vitalício de doença cardiovascular em pessoas com obesidade, mas sem diabetes, é de cerca de 1 em 2 para mulheres e de 2 em 3 para homens,

V No Brasil, a Agência Nacional de Vigilância Sanitária (Anvisa) aprovou o Ozempic em 2018, para tratamento de diabetes tipo 2, e ele começou a ser vendido em 2019. O Wegovy foi liberado pela Anvisa em janeiro de 2023, com comercialização em 2024 para tratamento da obesidade (IMC inicial maior ou igual a 30 kg/m²) e sobrepeso (maior ou igual a 27 kg/m²) associado a no mínimo uma comorbidade, como diabetes tipo 2 ou hipertensão. Atualmente, ambos os medicamentos só podem ser vendidos com prescrição médica, que deverá ser feita em duas vias, e a venda só poderá ocorrer com a retenção da receita na farmácia ou drogaria. A validade das receitas será de até 90 dias a partir da data de emissão. (N. E).

portanto o impacto potencial da terapia com GLP-1 é enorme. Os dados estão começando a comprovar o que tenho visto em minha prática – que o excesso de peso significativo sobrecarrega todos os sistemas do corpo. Ele força o coração a trabalhar mais. A gordura no pâncreas, nos vasos sanguíneos e no fígado causa estragos no sistema metabólico. Ela desencadeia vias inflamatórias diretamente ligadas a 16 tipos de câncer, destrói prematuramente nossas articulações e danifica os vasos do cérebro, o que pode levar à demência – na verdade, a obesidade é agora considerada o principal fator de risco modificável para a demência.[3] Quase todas as condições crônicas de saúde nos Estados Unidos são causadas ou exacerbadas pelo excesso de peso.

A razão pela qual os GLP-1s são uma terapia promissora para tantos dos males que nos afligem é simples: eles finalmente **tornam possível a perda de peso sustentável**. Muitas doenças são resolvidas quando os pacientes perdem (e mantêm) até 5% de seu peso corporal.

QUAL É A *SENSAÇÃO* DE ESTAR TOMANDO UM GLP-1?

A cobertura da mídia concentrou-se nos efeitos colaterais desagradáveis dos GLP-1s – que existem, e que abordaremos em detalhes mais adiante. Em vez disso, vamos começar falando sobre os pontos positivos mais comuns, alguns dos quais são surpreendentes.

Redução da fome (apetite). O nível de redução da fome varia muito de paciente para paciente. Quase todo mundo sente menos fome, mas a maioria das pessoas não acha que a fome foi completamente eliminada, apesar do que você pode ter lido em outros lugares, e o efeito diminui com o tempo. O que é bom! Precisamos de sinais de fome, assim como precisamos de calorias e nutrientes para alimentar nossos corpos saudáveis.

Comer menos parece natural. Talvez você já tenha ouvido falar do conceito japonês de *hara hachi bu*, segundo o qual você para de comer quando está 80% satisfeito. Popularizado pela dieta Blue Zones (Zonas Azuis) de Dan Buettner, ele parece ótimo na teoria e, aparentemente, é um dos segredos da baixa ingestão de calorias e da consequente longevidade dos okinawanos. Mas se você seguir o conselho, isso significa que nunca conseguirá terminar uma refeição sentindo-se completamente satisfeito – principalmente se estiver lutando contra a obesidade crônica e tiver sinais de fome fora do normal.

Pode-se dizer que os GLP-1s automatizam o *hara hachi bu*. As pessoas se sentem completamente satisfeitas com uma refeição que pode ter 80% (ou consideravelmente menos) das calorias que teriam ingerido em uma única refeição. Portanto, apesar de comerem menos do que estavam acostumadas, elas se sentem mais satisfeitas – às vezes pela primeira vez na vida.

Silenciamento do ruído dos alimentos. Liz é uma executiva muito bem-sucedida e mãe de dois filhos. Recentemente, ela me disse que, ao começar a tomar um medicamento GLP-1, sentiu "ter quatro horas do meu dia de volta". Durante anos, ela ficou constantemente obcecada com o que comer em seguida, como fazer boas escolhas e com o fato de que deveria ter se saído melhor em sua última refeição. Ela nunca pensou que poderia ter alívio desses pensamentos generalizados e, no entanto, isso aconteceu mesmo com a dose mais baixa.

"Ruído alimentar" – como Liz descreveu – não é um termo médico; ele tem origem nos pacientes, e pode ser encontrado em discussões em todas as plataformas, como TikTok e Reddit. Embora as dietas restritivas tendam a aumentar o ruído dos alimentos para todos, as experiências de meus pacientes sugerem fortemente que a biologia está em ação. Para algumas pessoas, iniciar um GLP-1 desliga o ruído dos alimentos como um interruptor de luz. Os desejos que eram uma companhia constante desaparecem. Os pensamentos anteriormente obsessivos sobre comer somem. Assim como a redução da fome, esse efeito tende a diminuir com o tempo – mas a pausa dá aos pacientes a oportunidade de fazer mudanças fundamentais em seus hábitos alimentares e em sua relação com a comida.

Interesse reduzido ou aversão total ao álcool. Muitos dos que bebem regularmente descobrem que não querem mais tomar sua(s) taça(s) noturna(s) de vinho ou cerveja enquanto tomam um GLP-1. Esse efeito é tão pronunciado que os GLP-1s agora estão sendo explorados como tratamento para a dependência de álcool e para outros vícios.[4] Vale a pena observar que aqueles que continuam bebendo geralmente se tornam mais sensíveis ao álcool, com ressacas piores. Grande parte da sensação horrível que você tem após beber demais se deve às flutuações do açúcar no sangue combinadas com a desidratação, dois resultados que podem ser agravados durante o uso desses medicamentos. Portanto, se você continuar bebendo, proceda com extrema cautela até saber o que o seu sistema pode tolerar.

Alívio emocional do estigma do excesso de peso. Esse é um ponto importante. Nenhum medicamento pode eliminar todas as mensagens destrutivas da sociedade que fazem as pessoas entenderem sua autoestima inversamente ao seu peso. No entanto, os pacientes sentem um alívio incrível quando percebem que *fatores biológicos reversíveis* os levaram ao excesso de peso crônico. A obesidade deixa de ser uma identidade e passa a ser um diagnóstico com um plano de tratamento viável. A perda de peso bem-sucedida, mantida ao longo do tempo, fortalece e solidifica essa nova perspectiva.

Em meio a todas essas boas notícias, lembre-se de que mesmo os efeitos colaterais positivos podem ter efeitos surpreendentes. Por exemplo, quando a comida ou o álcool têm sido a principal fonte de prazer, os pacientes às vezes se deparam com sentimentos profundos de tristeza ou perda, mesmo que estejam felizes por estarem atingindo suas metas de saúde. Esses sentimentos não devem ser ignorados ou descartados. Existem soluções e apoio para gerenciar essas ondas, que discutiremos no capítulo 7.

Um olhar sobre o diário de Amelia

Amelia levou 14 meses, ou 60 semanas, para perder 40 quilos — uma média de 0,7 kg por semana. Mas a jornada não foi linear. Em algumas semanas ou meses ela emagreceu mais; em outras, engordou; e em algumas ficou estável. Um grande obstáculo que percebo em meus pacientes é entender que o peso pode ser algo fluido (nossos corpos são literalmente compostos por cerca de 60% de líquidos, afinal), e que a balança nem sempre nos recompensa da forma que esperamos. Resgatando os registros no diário alimentar e estilo de vida de Amelia, aqui estão alguns trechos dos momentos mais difíceis da sua jornada:

12/04/22

Tive a primeira consulta hoje, foi um pouco difícil lidar com traumas passados. Fiquei abalada. Estou nervosa com a perda de peso. Tenho medo de fracassar. Levei Luna ao parque de cachorros e caminhei ao redor do lago por algumas horas. (145 kg)

10/05/22

Percebo que não estou sentindo falta de carboidratos nem de açúcar. Me pergunto quanto tempo isso vai durar. Literalmente não sinto falta da comida, o que me faz pensar se estou me alimentando direito. Será que estou perdendo algo? (135 kg)

02/09/22
Parece que a perda de peso não é real e fico apavorada pensando em quando isso vai parar e se vou engordar de novo. (122 kg)

14/11/22
Estou cansada e refletindo sobre as grandes questões da vida, rs. Estou animada com a jornada até aqui, mas me pergunto se vou precisar de medicação para sempre e se sempre terei que registrar tudo. A Dra. Sowa diz para voltar ao básico, sem desvios, e ela está certa, mas fico pensando se algum dia conseguirei ser responsável por minha conta. (116 kg)

27/12/22
Refletindo sobre algumas escolhas alimentares feitas em casa e tentando imaginar como será manter tudo quando eu atingir minhas metas de peso. (112 kg, 1 kg ganho durante as festas de fim de ano)

08/03/23
Estou me adaptando à minha aparência e ao que sinto todos os dias. É estranho. É como se eu tentasse me perdoar pelo ganho de peso. Lutando com esses pensamentos, estou achando difícil olhar fotos antigas minhas. (104 kg)

02/09/23
Comentários sobre meu peso atual e anterior estão me afetando. Às vezes desvio do assunto para evitar esses comentários — as pessoas não têm noção do impacto que suas palavras causam. (105 kg)

BENEFÍCIOS PROMISSORES

Atualmente, os medicamentos agonistas hormonais no mercado são aprovados pelo FDA para o tratamento de diabetes tipo 2 e obesidade, bem como de doenças cardiovasculares quando os pacientes também estão com sobrepeso e obesidade. Mas há pesquisas em andamento para explorar seu uso no tratamento de outras doenças. Um ensaio clínico que estuda o efeito da semaglutida na doença hepática gordurosa não alcoólica (DHGNA) está em andamento.[5] A Eli Lilly tem um medicamento "tri-agonista" (GLP-1 mais GIP e glucagon) em ensaios clínicos que demonstrou não apenas uma perda de peso de 24,2% em 48 semanas, mas também a reversão da DHGNA em 9 de cada 10 participantes.

O estudo FLOW mostrou que os pacientes com diabetes tipo 2 e doença renal crônica que tomaram semaglutida reduziram o risco de eventos de doença renal grave em 24%, juntamente com uma redução significativa da mortalidade por todas as causas.[6]

Em um estudo com pessoas com obesidade e apneia do sono, metade dos participantes apresentou uma quase remissão dos sintomas após 52 semanas de tratamento com tirzepatida.[7]

Embora o FDA ainda não tenha aprovado os GLP-1s para o tratamento da síndrome dos ovários policísticos (SOP), faço parte dos médicos que já viram que eles funcionam bem para aliviar a condição. A SOP é um distúrbio comum, que afeta até 12% das mulheres em idade reprodutiva, mas é um estado de doença que muitas vezes é negligenciado ou minimizado no consultório médico.

A SOP é uma doença crônica que causa desequilíbrios hormonais associados à anovulação, menstruação irregular, infertilidade, ganho de peso, resistência à insulina, diabetes tipo 2, hiperlipidemia, doenças cardíacas, hipertensão, alopecia androgenética e excesso de pelos faciais e corporais. E, no entanto, as mulheres costumam receber pouca orientação quando isso acontece; em vez disso, elas costumam apenas tomar anticoncepcionais para ajudar com a menstruação irregular (um sintoma comum da SOP) e são mandadas para casa. Até 70% dessas mulheres têm resistência à insulina concomitante, um precursor do diabetes tipo 2 e um grande impulsionador do ganho de peso.

Quando Audrey, de 35 anos, chegou ao meu consultório, ela tinha hipotireoidismo e SOP. Como muitas mulheres com SOP, ela lutou contra o peso durante anos. Quando me procurou, ela estava tentando engravidar havia mais de dois anos e estava perdendo as esperanças. Como muitas outras pessoas com SOP, Audrey se sentia presa e sem esperança em um ciclo vicioso de dietas e exercícios constantes para manter o peso de cerca de 86 quilos com 1,60 metro. Quando foi diagnosticada pela primeira vez por um ginecologista, aos 19 anos, ela foi colocada no controle de natalidade e foi informada de que a SOP "provavelmente traria dificuldade para engravidar". Quando fez 30 anos, não conseguia mais manter um estilo de vida "perfeito" e acabou lentamente chegando a pesar 100 quilos. Foi quando ela começou a tomar Ozempic para o aumento da HbA1c no sangue. Depois de fazer a transição para o Wegovy, ela não só perdeu 22 quilos como sua menstruação se tornou regular e, provavelmente, sua ovulação também. O inimaginável aconteceu: ela engravidou. E então deu à luz uma menininha saudável. Tecnicamente, recomenda-se interromper o uso de GLP-1 dois a três meses antes da gravidez planejada, pois não há dados sobre a segurança do medicamento para a gravidez, mas a história de Audrey é comum – perda de peso, melhora da sensibilidade à insulina e gravidez sem tratamento de fertilidade.

Algum dia, os agonistas hormonais poderão fornecer uma nova linha de tratamento para a demência, e estudos estão em andamento para explorar se esses medicamentos podem ser eficazes para retardar ou até mesmo reverter o curso da doença. Um estudo dinamarquês de cinco anos com pessoas com diabetes tipo 2 já constatou que as pessoas tratadas com semaglutida ou liraglutida tiveram uma incidência menor de demência.[8]

Considerando todos esses benefícios à saúde[VI], até mesmo algumas pessoas que não têm IMC acima de 30 podem se perguntar: *"Eu deveria tomar esses medicamentos?"*. No capítulo 4, voltaremos a essa pergunta.

VI Os GLP-1s também trazem benefícios importantes para o coração e o cérebro. Os principais benefícios além da perda de peso são: proteção cardiovascular – reduzem o risco de infarto e AVC ao melhorar a função dos vasos sanguíneos ; menos inflamação crônica – ajudam a diminuir marcadores inflamatórios no corpo – efeito neuroprotetor – estudos iniciais sugerem que podem reduzir o risco de Alzheimer e outras doenças neurodegenerativas (N. Rev.).

Meu relato: minha vida de volta

Sendo sincera, os primeiros 6 meses da minha jornada foram muito difíceis. Naquela época, eu estava tão doente que me preocupava com a possibilidade de meus pais terem que enterrar sua filha antes da hora, por causa da obesidade. Depois, quando comecei a usar o Ozempic, minha glicose no sangue rapidamente voltou ao normal. Mudei para o Mounjaro quando minha perda de peso estagnou[VII]*. Vou usá-lo para o resto da vida. Só pretendo parar quando tentar ter meu primeiro filho, e estarei acompanhada pela Dra. Sowa para controlar meu peso com uma alimentação com menos carboidratos durante uma gravidez saudável. Passei de 147 para 87 quilos. Não é o peso mais baixo que já tive, mas é um peso com o qual me sinto bem — e essa é a maior duração em que consegui manter a perda de peso na vida adulta. Estou curtindo esse novo corpo, essa nova mente. Só quero ver do que sou capaz com isso. Tenho 36 anos. Essa é a melhor forma em que estive nos últimos 10 anos. Posso correr. Não fico tão cansada. Consigo treinar e ainda me divirto.*

Eu ainda como pouco carboidratos, cerca de 30 a 40 gramas por dia, mas faço isso porque funciona para mim. É uma escolha de estilo de vida. Minha mente não fica sobrecarregada, não fico lenta depois das refeições e tenho mais energia. É maravilhoso.

Sinto que recuperei minha vida. No final de 2019, sentia que meu corpo não aguentava mais fazer trilhas longas. Mas alguns anos depois, quando minha namorada e eu visitamos locais para nosso casamento, fizemos uma trilha de mochilão. Andávamos cerca de 16 quilômetros por dia, em terrenos montanhosos, carregando mochilas de 18 quilos. Em 5 dias de trilha, não tive problema algum. Hoje, minha namorada é minha esposa. Inspirada pela minha jornada, ela também eliminou mais de 27 quilos. Em vez de viver em consultórios médicos e lidando com problemas de saúde, agora estou planejando ter filhos.

— Amelia

VII Algumas pessoas percebem que, após alguns meses de uso, a perda de peso começa a desacelerar. Isso ocorre porque o corpo se ajusta ao novo metabolismo.
Isso pode ocorrer por diferentes razões:

- Adaptação do metabolismo: o corpo encontra um novo ponto de equilíbrio e desacelera a queima de gordura. Mudanças hormonais: a regulação dos hormônios da fome pode se ajustar ao novo peso. Ajustes na alimentação: algumas pessoas passam a comer mais conforme se acostumam ao medicamento. Aumento da resistência à medicação: em alguns casos, o organismo pode reduzir sua resposta ao GLP-1.
- Se a perda de peso estagnar, ajustes na dose ou na alimentação podem ajudar.
- A inclusão de atividade física pode impulsionar os resultados (N. Rev.).

CAPÍTULO 3

Como é, de fato, a experiência com o GLP-1: perguntas frequentes

Há muito barulho em torno dos GLP-1s, tanto positivo quanto negativo. Talvez você tenha ouvido falar da celebridade que precisou parar de tomar o medicamento porque não conseguia parar de vomitar, ou do primo de alguém que emagreceu 15 quilos no primeiro mês. Toda história é válida, desde que os fatos estejam corretos. Cada experiência é única. O problema é que os casos extremos, bons e ruins, são os que as pessoas comuns e a mídia compartilham com mais frequência. Esses casos atípicos criam uma visão distorcida da experiência média com o GLP-1.

Neste capítulo, você aprenderá o que a ciência nos diz, com base em minha análise de mais de 30 estudos clínicos sobre liraglutida, semaglutida e tirzepatida. Para as perguntas em que não há dados, a resposta é baseada em minha experiência clínica com mais de mil pacientes.

Novamente, a experiência individual pode variar. Este capítulo não pode lhe dizer como será a sua jornada com o GLP-1, mas pode lhe dizer o que você provavelmente pode esperar[I].

I Nem todo mundo responde da mesma forma aos GLP-1s. Algumas pessoas perdem peso rapidamente, enquanto outras demoram mais ou perdem menos peso do que o esperado. Alguns fatores influenciam a resposta ao tratamento:
Genética: algumas pessoas possuem maior sensibilidade aos efeitos do GLP-1. Metabolismo basal: indivíduos com metabolismo mais lento podem precisar de ajustes no tratamento. Adesão ao tratamento: mudanças alimentares e estilo de vida impactam diretamente nos resultados. Se os resultados forem lentos, não significa que o tratamento não funciona. O acompanhamento médico pode ajustar a dose ou incluir estratégias complementares. A paciência é essencial. Para algumas pessoas, os maiores efeitos aparecem após alguns meses (N. Rev.).

QUANTO PESO VOU PERDER?

A quantidade que você perderá depende de algumas variáveis objetivas, como o seu peso inicial, a dosagem que você toma e se você tem outras condições médicas, como diabetes tipo 2.

Também depende de uma grande variável subjetiva: *você*. Os usuários de GLP-1 que fazem mudanças positivas no estilo de vida (por exemplo, os *Fundamentos* da SoWell encontrados na Seção II deste livro) emagrecem mais. E algumas pessoas também emagrecem mais naturalmente. Os médicos as chamam de "hiper-respondedoras", e não sabemos ao certo por que algumas pessoas têm uma resposta fisiológica maior do que outras. Ainda não há uma maneira de prever quem será um hiper-responsivo e quem não será.

Mas eis o que a ciência dos estudos de 68 semanas com tirzepatida e semaglutida diz sobre emagrecimento médio, medidas em porcentagem do peso corporal total.[1]

COMPARAÇÃO DA PERDA DE PESO ENTRE MEDICAMENTOS COM GLP-1

■ OBESIDADE ☐ OBESIDADE + DIABETES TIPO 2 (T2DM)

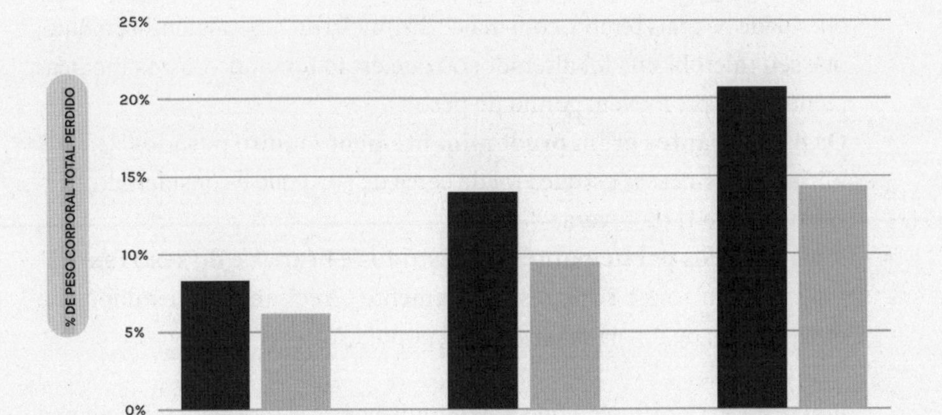

Fontes: SCALE trial;[2] SURMOUNT-1[3] e SURMOUNT-2;[4] STEP1[5] e STEP2[6].

Principais conclusões:

- **Tirzepatida** (**Mounjaro e Zepbound**) oferece os melhores resultados, com uma perda média de mais de 20% do peso corporal total. Para dar uma ideia de como funciona: uma pessoa com 136 quilos perde em média 27 quilos; uma pessoa com 90 quilos perde 18 quilos; uma pessoa com 80 kg perde 16 quilos.
- **Os GLP-1s devem ser combinados com mudanças conscientes no estilo de vida.** Considerando tanto a semaglutida quanto a tirzepatida, os participantes do estudo de 68 semanas reuniram-se regularmente com um nutricionista para ajudar a garantir que mantivessem um déficit de 500 calorias e aumentassem a atividade física para 150 minutos por semana.
- **Em estudos, as mulheres tendem a emagrecer mais do que os homens.** Em intervenções não medicamentosas de dieta e estilo de vida para perda de peso, as mulheres geralmente têm um desempenho inferior ao dos homens. Mas no estudo STEP 1 (uso de semaglutida em pessoas com obesidade apenas) as mulheres eliminaram cerca de 18% do peso corporal total, enquanto os homens eliminaram 13%.
- **As pessoas com obesidade e diabetes tipo 2 não emagrecem tanto quanto aquelas que têm apenas obesidade.** Ainda não sabemos por quê, mas algumas explicações hipotéticas incluem o fato de que elas têm obesidade há mais tempo, com maior disfunção do hipotálamo/hormônio; que seu microbioma foi alterado; ou que estão tomando outros medicamentos que promovem ganho de peso[7].
- **Os participantes eram predominantemente muito pesados.** O IMC inicial médio nesses estudos foi de cerca de 38, o que é considerado obesidade classe II ou severa.
- **A maioria dos participantes dos estudos é branca e do sexo feminino** – mais de 70% e 80%, respectivamente. Precisamos de estudos que representem de forma mais ampla a população.

Aqui está um gráfico de que gosto muito porque mostra a eficácia dos GLP-1s em comparação com medicamentos anteriores para perda de peso. (A metformina regula o açúcar no sangue, mas tem sido usada *off-label* para perda de peso).

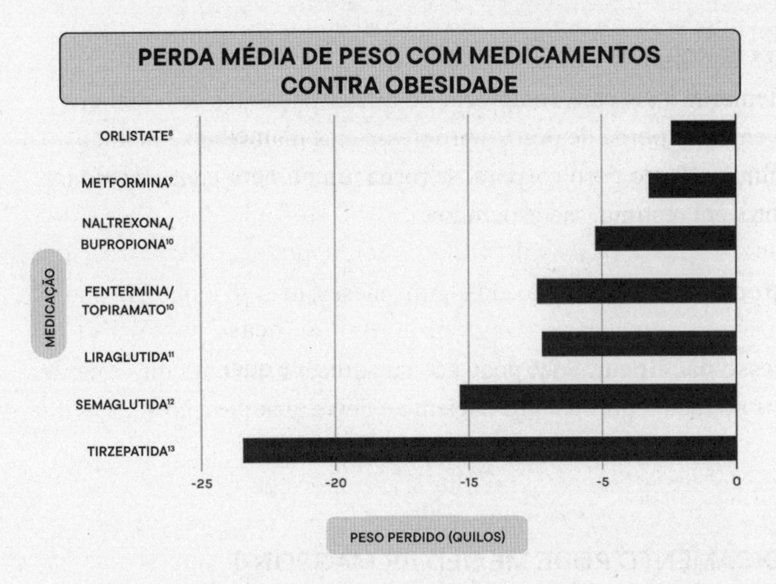

A única intervenção que ainda supera o desempenho dos GLP-1s é a cirurgia bariátrica, que reduz o tamanho do estômago para produzir perdas em média de 30% a 40% do peso corporal total, mas com as desvantagens consideráveis da irreversibilidade e do maior risco de complicações.[14]

EM QUANTO TEMPO VOU EMAGRECER?

Muitos pacientes acreditam de forma equivocada que emagrecerão imediatamente. Mas nossas expectativas em relação à perda total de peso se baseiam em testes de 68 ou 72 semanas. Isso significa que os participantes do estudo levaram mais de um ano para emagrecer. Isso não é uma solução rápida!

A perda de peso saudável esperada com esses medicamentos é de 0,5 a 1% do peso corporal total (TBW) por semana. Para uma pessoa de 136 quilos, isso equivale a até 1,3 quilo por semana; para uma pessoa de 91 quilos, até 0,9 quilo por semana.

Considere também que 0,5 a 1 quilo por semana é uma perda *média* ao longo do tempo. A jornada real não é tão linear, em parte porque não iniciamos os pacientes com a dose completa do medicamento; em vez disso, fazemos a titulação (ou seja, aumentamos a dose) ao longo de 4 a 6 meses. A maioria dos meus pacientes que tomam o Wegovy, por exemplo, não observa um emagrecimento significativo até passarem da dose inicial de 0,25 mg para a segunda (0,5 mg) ou terceira (1 mg) dose. Os pacientes com diabetes tipo 2 tendem a demorar mais para emagrecer do que os pacientes sem diabetes.

Como em toda perda de peso, o progresso fica mais lento à medida que o peso diminui e 1% do peso corporal se torna um número cada vez menor.

Portanto, em resumo, são esperados:

- **Emagrecimento lento.** Não em alguns meses, mas ao longo um ano ou mais.
- **Progresso não linear.** Você pode não emagrecer nada em 1 mês e perder 4 quilos no mês seguinte. Seja paciente e deixe a medicação agir!

ESSE MEDICAMENTO PODE ME DEIXAR MAGRO?

"Magro" e "esbelto" são termos subjetivos, mas recebo muito essa pergunta e gostaria de ajudar as pessoas a definir suas expectativas. Tenho pacientes que ficam desapontados com o fato de "terem emagrecido apenas 18 quilos" e não terminarem sua jornada de emagrecimento vestindo 36 ou com o peso que tinham no ensino médio.

Em um estudo com tirzepatida, a alteração média no IMC foi uma redução de 10 pontos em 88 semanas.[15] Como o IMC inicial médio era de 38, isso significa que os participantes passaram da categoria de obesidade grave para sobrepeso.

Na minha prática, muito raramente vejo um paciente terminar com um IMC de 18 a 22, a faixa saudável mais baixa, apesar de a maioria dos meus pacientes combinar a medicação com intervenções significativas no estilo de vida, como alimentação com baixo teor de carboidratos. Muitos pacientes atingem um IMC saudável de 23 a 25. Outros ainda ficam acima de 25, tecnicamente ainda com sobrepeso de acordo com o IMC, mas com exames laboratoriais que indicam que estão saudáveis do ponto de vista metabólico.

Imagine uma mulher de 81 quilos e 1,63 metro com um IMC inicial de 30. Se ela eliminasse os 20% da massa corporal total após 72 semanas usando tirzepatida, seu peso final seria de 65 quilos com um IMC de 24,5. Esse é um peso muito saudável e bom, mas ela ainda não será magérrima como uma modelo de passarela.

Minha principal meta com os pacientes é a perda de 15 a 20% do peso corporal total, o que permite que eles colham todos os principais benefícios do emagrecimento para a saúde. Falaremos mais sobre metas de peso no capítulo 11.

OS GLP-1S PODEM CAUSAR O "ROSTO DE OZEMPIC"?

"Rosto de Ozempic" é um termo que surgiu nas redes sociais para descrever a aparência facial de pessoas que perderam peso rapidamente. Esse efeito acontece, principalmente, pela perda rápida de gordura na região facial. Como resultado, o rosto pode parecer mais magro e até um pouco envelhecido, com perda de volume e firmeza.

Esse efeito, no entanto, pode ser evitado ou amenizado com alguns cuidados. O principal é não apressar a perda de peso. Perder peso de forma gradual, respeitando o ritmo do corpo, reduz esse impacto estético. Além disso, manter uma alimentação equilibrada, com boa ingestão de proteínas e nutrientes que favorecem a produção de colágeno, contribui para a saúde da pele. A hidratação também é fundamental.

Em alguns casos, pode ser interessante consultar um dermatologista. Existem tratamentos estéticos não invasivos que ajudam a recuperar o volume facial e melhorar o aspecto da pele.

O USO DOS GLP-1S PODE CAUSAR CÂNCER?

Essa é uma dúvida comum entre pessoas que começam o tratamento com medicamentos da classe dos agonistas de GLP-1. A resposta é: até o momento, não há evidências científicas que comprovem que esses medicamentos causem câncer em seres humanos.

A origem dessa preocupação veio de estudos realizados com animais, principalmente ratos, em que foi observado um aumento de tumores na tireoide. No entanto, esses resultados não se repetiram em humanos. Pelo contrário, estudos mais recentes têm apontado que o uso desses medicamentos pode até reduzir o risco de alguns tipos de câncer relacionados à obesidade, como o câncer colorretal.

Apesar disso, é importante destacar que pessoas com histórico de câncer medular da tireoide devem evitar o uso desses medicamentos, por precaução. Em todos os casos, a avaliação médica individualizada é essencial para garantir um tratamento seguro.

TEREI EFEITOS COLATERAIS TERRÍVEIS?

Qualquer tipo de reação extrema é raro.

É muito provável que você tenha ao menos um tipo de efeito colateral de *leve* a *moderado* no trato gastrointestinal durante o período de titulação. A náusea é o efeito colateral mais comum, de acordo com alguns estudos, mas, em minha experiência clínica, embora a náusea possa ser a mais frequente, a constipação ou a diarreia são as mais incômodas.

Os dados corroboram o que descobri clinicamente: a tirzepatida é, em geral, mais bem tolerada do que a semaglutida. A náusea é a diferença mais drástica: 33,7% dos usuários relataram náusea com semaglutida, mas apenas 20% com tirzepatida.

Tenho pacientes que me dizem que já experimentaram os GLP-1s e não conseguiram tolerá-los. Mas, quando eles tentam novamente sob meus cuidados, seguindo os *Fundamentos da alimentação* no capítulo 6 e com o apoio de suplementos específicos, eles se saem muito bem. O problema não era que seus corpos estavam rejeitando os medicamentos, mas que eles não sabiam como evitar os piores efeitos colaterais com mudanças simples em seus padrões de alimentação e comportamento.

Quando surgem sintomas, eles quase sempre são facilmente controlados com medicamentos de venda livre, embora eu ocasionalmente prescreva alguns para o refluxo gastroesofágico ou para náuseas ocasionais.[II]

II Os GLP-1s podem causar efeitos colaterais, especialmente nas primeiras semanas. A maioria é leve e desaparece com o tempo, mas algumas estratégias podem ajudar a reduzir o desconforto. Se os sintomas forem muito intensos, um ajuste na dose pode ajudar.
Náusea leve a moderada: comer devagar, evitar refeições gordurosas ou apenas compostas por fibras e consumir pequenas quantidades de alimentos secos (como bolachas de água e sal) pode ajudar. Prisão de ventre: aumentar o consumo de fibras e água e praticar caminhadas leves. Fadiga leve: descansar mais nas primeiras semanas e evitar esforço excessivo.
Refluxo ou sensação de estômago "pesado": evitar deitar-se logo após as refeições e reduzir o consumo de cafeína (N. Rev.).

Aqui está um gráfico com dados específicos acerca dos efeitos colaterais:

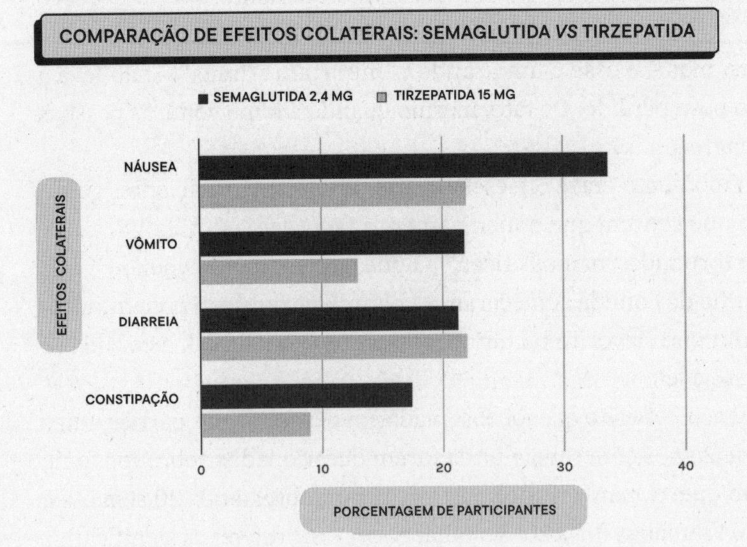

Um participante do estudo só precisava experimentar o efeito colateral *uma vez* para que ele fosse contabilizado.

Embora nenhum dos meus pacientes apresente todos os efeitos colaterais, quase todos eles apresentam pelo menos um. Em geral, os efeitos colaterais desaparecem quando o organismo se adapta ao medicamento.

Os eventos adversos gastrointestinais, em sua maioria leves a moderados, foram relatados em 63,5% das pessoas que tomaram semaglutida 2,4 mg (a dose terapêutica para emagrecer) e 57,5% das pessoas tomando semaglutida 1 mg. Mas, para fins de contexto, 34,3% do grupo placebo nesse estudo *também* relatou um evento.[16]

Em todos os estudos, quase nenhum paciente, em geral menos de 5% a 10%, abandonou o estudo por conta de eventos relacionados ao trato gastrointestinal.[17]

O MEDICAMENTO SE TORNA MENOS EFICAZ COM O PASSAR DO TEMPO?

A fome retorna, mas – e esse é um grande e importante "mas" – não leva à recuperação do peso perdido. De fato, mesmo quando a fome volta, as pessoas continuam emagrecendo.

Em algum momento entre 5 meses e 1 ano de uso, meus pacientes geralmente relatam que sentem que o medicamento (seja semaglutida *VS.* tirzepatida) está se tornando "menos eficaz". O que eles estão percebendo é que a fome e o barulho da comida começaram a voltar. Eles também podem voltar a desejar um alimento favorito ou perceber que, de modo geral, a comida se tornou mais desejável.

Sua experiência reflete o que foi observado em pesquisas. Os participantes de um estudo de 2 anos com semaglutida foram questionados sobre sua fome por meio de um questionário na linha de base (no início), após 20 semanas, 52 semanas e 104 semanas.[18] Na 20ª semana, houve uma diferença significativa entre os grupos de tratamento e placebo nas sensações de diminuição da fome, aumento da saciedade e capacidade de resistir aos desejos e controlar a ingestão de alimentos. Porém, ao final do estudo, apenas uma diferença significativa na sensação de controle da ingestão de alimentos permaneceu. Em outras palavras, o efeito sobre a fome tornou-se insignificante com o passar do tempo. Embora a princípio isso pareça decepcionante e às vezes leve alguns pacientes ao pânico, eis o que significa: mesmo que a fome tenha voltado, os participantes ainda se sentiram mais no controle da alimentação até o final do estudo de dois anos.

A ciência também nos diz que pelo menos durante quatro anos – muito tempo após o retorno da fome – as pessoas estão conseguindo manter o peso muito além do que era possível no passado por meio de dietas tradicionais. A recuperação de peso em dois e quatro anos é mínima.[19]

E, embora possa ser assustador no início, o retorno da fome saudável é, na verdade, uma coisa boa. Se você usar sua transição para os GLP-1s para construir bases sustentáveis de saúde, alimentação e saúde mental, estará bem equipado para fazer boas escolhas. Enquanto isso, o medicamento ainda funciona em segundo plano, apoiando sua saúde metabólica contínua e a manutenção do peso.

SE EU PARAR DE TOMAR O MEDICAMENTO, VOU RECUPERAR O PESO?

A resposta curta é sim. Os GLP-1s são destinados ao uso em longo prazo. Os pacientes que param de tomar semaglutida recuperam dois terços de suas perdas em um ano. Todas as melhorias cardiometabólicas – medidas pela pressão arterial, lipídios, HbA1c e proteína C reativa – também retornam à linha de base.[20]

Outros estudos corroboram esses achados. No estudo STEP 4, os usuários de semaglutida que receberam um placebo após 20 semanas de tratamento recuperaram mais da metade do peso em quase um ano.[21] Nesse estudo, as intervenções de estilo de vida foram realizadas tanto no grupo placebo quanto no grupo medicação. Todos os participantes do estudo tiveram aconselhamento mensal (pessoalmente ou por telefone), receberam prescrição de uma dieta de baixa caloria com um déficit diário de 500 calorias e foram instruídos a aumentar sua atividade física para 150 minutos por semana. Mesmo com essas intervenções contínuas no estilo de vida, os participantes do placebo não conseguiram manter seu peso.

A tendência a engordar continuava em um declive ascendente quando o estudo foi interrompido, sugerindo que as pessoas continuariam a ganhar peso. Os resultados foram os mesmos para a tirzepatida.

No entanto, no estudo STEP 4, eles não avaliaram formas intensivas e direcionadas de terapia comportamental – por exemplo, um protocolo com baixo teor de carboidratos em vez de um déficit geral de 500 calorias, ou treinamento de força em vez de um aumento geral da atividade física. Talvez haja alguma combinação de intervenções comportamentais que teria sido mais bem-sucedida em evitar a recuperação.

Apesar dos resultados dessas pesquisas, tenho pacientes que pararam de tomar GLP-1 e mantiveram a perda. Eles tendem a se enquadrar em três categorias: primeiro, pacientes mais jovens que têm tempo, foco e capacidade física para se comprometer em longo prazo com um programa sério de exercícios. Em segundo lugar, os pacientes que estão dispostos a priorizar a proteína e a alimentação limpa em longo prazo. E, por fim, pacientes que aumentaram o excesso de peso rapidamente, por exemplo, após uma lesão ou doença, ou por conta de um medicamento que induziu o ganho de peso, como esteroides ou medicamentos usados durante a fertilização *in vitro*.

O QUE ACONTECE SE EU QUISER ENGRAVIDAR?

De acordo com a bula, é necessário interromper o uso do medicamento por dois meses antes de tentar engravidar e retomá-lo somente após o término da amamentação. Não há praticamente nenhum estudo com gestantes que estejam tomando GLP-1; portanto, não *sabemos* se é seguro para a mãe e o bebê. Ao mesmo tempo, o que observamos de forma geral é que a fertilidade aumenta durante o uso desses medicamentos. Um estudo sobre o uso de liraglutida entre mulheres com SOP e obesidade, por exemplo, mostrou taxas de gravidez significativamente mais altas após 12 semanas de uso do medicamento.[22] Informalmente, efeitos positivos sobre a fertilidade foram amplamente relatados.[23]

No entanto, embora muitas mulheres estejam engravidando com esses medicamentos, até que haja mais estudos o médico não pode garantir o uso seguro deles durante a gravidez e a amamentação.

OS GLP-1S PODEM CAUSAR CÁLCULOS BILIARES?

Não, os GLP-1s não causam cálculos biliares. Contudo, o emagrecimento rápido pode causar – um dos muitos motivos para garantir que você esteja comendo o suficiente enquanto estiver tomando esses medicamentos.

Primeiro, uma lição de anatomia: a vesícula biliar é um órgão pequeno e oco no lado direito do abdome, localizado abaixo do fígado. Sua função é armazenar a bile, que é usada para ajudar na digestão de gorduras no intestino delgado.

Os cálculos biliares se formam quando a bile contém muito colesterol ou bilirrubina e não contém ácidos biliares ou lecitina suficientes. E que tal isso ser irônico? O risco de cálculos biliares aumenta com a obesidade, mas também com a perda de peso. (Ambos os estados alteram a proporção de colesterol/lecitina/bile em favor da formação de cálculos biliares).

Os cálculos biliares não são necessariamente problemáticos. O problema surge quando eles se tornam muito grandes ou ficam presos em algum lugar na via de saída biliar. De fato, 10% da população (e até 30% das pessoas com obesidade) têm cálculos biliares, mas apenas 20% das pessoas diagnosticadas terão sintomas ou precisarão de tratamento.

Alguns fatores colocam as pessoas em risco adicional:[24]

- Ser mulher (um risco três vezes maior).
- Perda de peso rápida (definida como 1,5 quilo ou mais por semana).
- Redução significativa de peso (mais de 25% do peso corporal total).

Os pacientes de cirurgia bariátrica, que emagrecem muito rapidamente, apresentam uma incidência de formação de cálculos biliares de até 38%.[25] As dietas de baixa caloria, por si sós, foram associadas a um aumento de 25% no risco de formação de cálculos biliares.[26] Quando se trata do uso de GLP-1, uma grande metanálise de 76 estudos clínicos com GLP-1 constatou um pequeno aumento no risco de formação de cálculos biliares, mas o aumento do risco absoluto geral foi pequeno (27 casos adicionais por 10 mil pessoas tratadas por ano).[27]

Embora os GLP-1s não causem diretamente a formação de cálculos biliares, eles levam à perda de peso, por isso sempre oriento meus pacientes sobre como é a dor causada pelos cálculos biliares: a dor está localizada na parte superior direita do abdome, abaixo da caixa torácica (a dor nessa área também pode ser causada por gases ou constipação; portanto, se você sentir algo aqui, não entre em pânico). A dor pode surgir após as refeições, quando a vesícula biliar se contrai, e depois desaparecer (isso é chamado de cólica biliar), ou ser tão intensa quanto uma pontada constante (geralmente indicando um bloqueio total).

Não ignore os sintomas. As ondas de dor que surgem com a cólica biliar podem se transformar em um bloqueio mais grave – em casos muito raros, o cálculo pode ficar preso e causar inflamação na vesícula biliar e fora dela. Se eu estiver preocupada com cálculos biliares, solicitarei um ultrassom para avaliar a vesícula biliar do paciente. Se os cálculos forem grandes o suficiente ou estiverem causando obstrução, a próxima etapa é a remoção cirúrgica da vesícula biliar.

OS GLP-1S PODEM ME CAUSAR PANCREATITE OU CÂNCER DE PÂNCREAS?

Em 2007, após os primeiros relatos de casos de pancreatite e câncer de pâncreas, a FDA emitiu um alerta sobre o risco potencial de pancreatite aguda durante o uso de GLP-1s. Por conta dessa preocupação, os rótulos dos produtos agonistas do receptor de GLP-1 advertem contra seu uso em pacientes com histórico de pancreatite.

A pancreatite é a inflamação do pâncreas, enquanto o câncer de pâncreas é a transformação maligna das subunidades do órgão (frequentemente acho que os dois são confundidos nessa discussão). A pancreatite pode ter várias causas, incluindo cálculos biliares, abuso de álcool ou excesso de triglicerídeos no sangue.

A avaliação de quase 60 mil usuários de GLP-1 para diabetes tipo 2 não encontrou nenhum aumento no risco de pancreatite aguda ou câncer de pâncreas com o tratamento em comparação com aqueles que tomaram placebo.[28] Além disso, um estudo de 2024 de mais de meio milhão de pessoas não encontrou evidências de aumento da incidência de câncer de pâncreas para aqueles que tomam medicamentos GLP-1.[29] Quando os medicamentos GLP-1 são usados para emagrecimento, em específico, os dados também são tranquilizadores: no estudo de dois anos da semaglutida[30] e no estudo do tirzepatida que estudou o efeito do medicamento na manutenção,[31] não houve relatos de pancreatite nos grupos de tratamento.

O QUE ACONTECE COM O ESTÔMAGO PARALISADO? OBSTRUÇÃO INTESTINAL?

A gastroparesia, às vezes chamada indevidamente de paralisia estomacal (na qual o órgão é incapaz de mover o alimento para o trato digestivo), e a obstrução intestinal são efeitos colaterais extremamente raros. Um estudo que analisou 16 milhões de registros de pedidos de seguro de pacientes americanos constatou que os GLP-1s aumentaram o risco de ambos em comparação com outros medicamentos para perda de peso – um risco 4,22 vezes maior para obstrução intestinal e 3,67 vezes maior para gastroparesia.[32] Mas o risco geral ainda era extremamente baixo, e são necessários mais estudos.

EXISTE UM RISCO DE AUMENTO DA SUICIDALIDADE?

Isso não foi encontrado em estudos, mas, depois que os GLP-1s se tornaram amplamente disponíveis, houve alguns relatos de ideação suicida em pacientes nos Estados Unidos e na Europa. As investigações regulatórias não conseguiram encontrar uma ligação.

E, de fato, um estudo de 2024 com mais de 240 mil pacientes nos Estados Unidos que tomavam GLP-1 para sobrepeso ou obesidade constatou um risco *menor* de pensamentos suicidas novos e recorrentes do que aqueles que tomavam medicamentos não agonistas de GLP para emagrecer. Os achados foram replicados entre os pacientes que tomavam GLP-1 para diabetes tipo 2.[33]

O que percebo em minha prática é que alguns pacientes dependem muito de comida e álcool para lidar com vidas estressantes. Quando o desejo por esses alimentos desaparece, geralmente há um período de transição em que eles encontram novas maneiras de relaxar e se recompensar. Se os pacientes precisarem de ajuda para superar esse obstáculo, eu os encaminho a um terapeuta para que obtenham apoio adicional.

É por isso que o registro do humor é uma parte importante do método SoWell – você pode observar a si mesmo em busca de padrões e mudanças e buscar ajuda quando necessário. E, como sempre, se você ou alguém que você conhece estiver tendo pensamentos suicidas, procure ajuda imediatamente, conversando com um profissional de saúde mental ou ligando para o número 188, do Centro de Valorização da Vida.

CAPÍTULO 4

Você é um(a) candidato(a) ao uso de GLP-1?

Assim como milhões de outras pessoas em todo o mundo, você sem dúvida quer saber: **"Os medicamentos GLP-1 são adequados para *mim*?"**. Vou lhe dar a resposta mais holística, honesta, sem exageros e apoiada em evidências que eu puder fornecer, porque sei como isso é difícil de conseguir.

Se você já tem uma prescrição para um medicamento da classe GLP-1, *não pule este capítulo*. Haverá momentos em sua jornada em que você se fará essa pergunta novamente – e o que você ler aqui poderá ajudá-lo a fazer ou não uma mudança.

O que você lerá aqui ainda não será uma resposta *completa ou definitiva*. As decisões sobre o controle de sua saúde e, especialmente, de seu peso são tão pessoais e emocionais quanto médicas. Seu corpo e suas metas de saúde são exclusivamente seus; não existe um modelo único para todos. Embora um médico como eu possa aconselhá-lo sobre os prós e os contras, há apenas um especialista em *você*.

É claro que sou suspeita para falar. Gosto muito de prescrever esses medicamentos quando o histórico e os exames laboratoriais do paciente os apoiam. Depois de estudar com o Dr. Eric Westman na Duke University, passei meus primeiros anos na medicina da obesidade ajudando pacientes a perder peso usando dietas com baixo teor de carboidratos e cetogênicas. Esses anos foram ao mesmo tempo emocionantes e desoladores. Lembro-me de uma paciente chamada Janet, recém-casada, que foi encaminhada para mim como uma última tentativa antes da cirurgia bariátrica. Ficamos ambas entusiasmadas quando ela emagreceu com sucesso – mais de 60 quilos com uma dieta cetogênica – pela primeira vez em muitos anos. Sua fome e seus desejos estavam sob controle e ela estava fazendo planos para começar a tentar ter filhos. Mas, com o passar dos meses e a perda de peso diminuindo, ela achou cada vez mais difícil permanecer no programa. A restrição do estilo de vida com baixo teor de carboidratos exigia tanto foco que, com o passar do tempo, a adesão a ele esgotou sua energia e força de vontade. As tentativas de incorporar até mesmo carboidratos saudáveis, como frutas e grãos integrais, sempre pareciam ser a porta de entrada para opções menos saudáveis. Por fim, ela acabou desistindo.

Naqueles anos, encontrei muitas Janets, e isso foi triste. Dieta e exercícios por si sós não eram páreo para a resistência à insulina e os outros efeitos do excesso de peso. Eu tinha muitas ferramentas para oferecer, mas ainda não era o suficiente. Muitas vezes incorporei os medicamentos para perda de peso da geração mais antiga em meus planos de tratamento, mas os medicamentos disponíveis na época tendiam a ter benefícios marginais.

E então vieram os GLP-1s. Foi como se Dorothy aterrissasse em Oz e visse o mundo em cores pela primeira vez. Finalmente os casos de sucesso superaram em muito os decepcionantes. Meus pacientes atingiram todos os marcos em seus planos de tratamento e mantiveram o peso, não por meses, mas por anos. Sem dúvida, eles ainda precisavam do kit completo de ferramentas do meu programa para ter sucesso, mas adicionar GLP-1s foi como adicionar ferramentas elétricas. Conseguimos fazer o trabalho, de forma confiável e com relativa facilidade, quase sempre.

Portanto, sim: as experiências extremamente positivas de meus pacientes me influenciaram – exceto pelo fato de que suas experiências também coincidem com os dados dos estudos realizados até o momento. Na verdade, os pacientes que tomam GLP-1s enquanto seguem o método SoWell tendem a superar os dados dos estudos.

Agora, vamos à pergunta de 1 milhão: Será que esses medicamentos são para você?

SE VOCÊ ACHA QUE É UMA “DROGA” DA MODA, NÃO É PARA VOCÊ

“Então, sobre a mania dos injetáveis”, disse-me uma médica outro dia, e depois fez uma pergunta técnica bastante razoável. Eu respondi, mas não antes de pedir a ela que evitasse expressões como *"mania"* e *"modismo"* quando estivesse falando sobre GLP-1s. Esses medicamentos não são nada disso, e usar essa linguagem é a maneira errada de pensar sobre eles. Isso insinua que estarão "aqui hoje e não estarão amanhã", e que são pouco pesquisados e provavelmente prejudiciais à saúde. Para qualquer pessoa que esteja pensando em tomar esses medicamentos, essa mentalidade a levará ao fracasso.

Portanto, para começar: esses medicamentos não são adequados para você se estiver atrás de uma solução rápida. As pessoas que conseguem manter peso, com ou sem GLP-1, são aquelas que se comprometem por toda a vida a encontrar e manter o peso que sustenta sua saúde máxima, o que é diferente para cada pessoa.

Os GLP-1s não são uma dieta, uma moda passageira ou uma mania; eles são uma revolução na área da saúde. Da mesma forma que os antidepressivos, como o Prozac, mudaram para sempre o cenário da saúde mental a partir da década de 1980 e início dos anos 1990, esses medicamentos mudarão profundamente a forma como os médicos lidam – e quão *bem* lidamos – com algumas das doenças mais comuns que privam as pessoas de uma meia-idade e velhice felizes e saudáveis.

Os GLP-1s são a "elite", as ferramentas poderosas do emagrecimento. Da mesma forma que você não compraria uma pistola de pregos pneumática para pendurar um quadro na parede, nem todo mundo precisa desses medicamentos para atingir suas metas, mesmo dentro do grupo que é elegível para usá-los de acordo com as diretrizes da FDA e da Anvisa. Além disso, o próprio emagrecimento como intervenção de saúde não é adequado para todos. Com tudo isso em mente, vamos examinar as etapas da conversa que tenho com os pacientes para responder à pergunta juntos.

ELEGIBILIDADE DE ACORDO COM O IMC

A FDA, a agência que regulamenta os medicamentos prescritos nos Estados Unidos, usa o IMC para determinar a elegibilidade para esses medicamentos. A FDA – e, com ela, seu médico e sua seguradora ou operadora de saúde – considera que você é um candidato se tiver:

- **IMC superior a 30,** *ou*

- **IMC superior a 27**, *se* você também tiver pelo menos uma comorbidade relacionada ao peso[I].

Comorbidade significa que você tem os biomarcadores de uma doença relacionada ao peso, como pressão alta, diabetes tipo 2 ou apneia do sono. Essas são apenas algumas das mais de 230 (sim, 230!) condições médicas para as quais a obesidade aumenta o risco.

De vez em quando surge em meu consultório um paciente mais ou menos assim: "Sou *personal trainer* e faço treinamento de força quatro vezes por semana, mas ainda tenho gordura na barriga. Meu IMC diz que estou acima do peso. Você poderia me receitar injetáveis?". Já sei que ele provavelmente não é um candidato, mas pego sua altura e peso e rapidamente calculo seu IMC. O valor é de 26, por pouco não entrando na faixa de sobrepeso (IMC 25-29,9).

Nesse momento, aviso ao *personal trainer* que, em minha prática, só aceito pessoas com IMC superior a 27 com uma comorbidade ou superior a 30, classificadas como obesas do ponto de vista clínico – o que significa que estão na faixa em que o excesso de peso tem forte probabilidade estatística de prejudicar sua saúde. O peso do *personal trainer*, por outro lado, provavelmente não é um problema de saúde. Caso esses pacientes continuem preocupados, sugiro que consultem seu clínico geral, que pode solicitar exames laboratoriais para obter um quadro melhor de sua saúde metabólica subjacente.

Meu IMC é inferior a 27.
Posso usar um GLP-1 para emagrecimento?

Às vezes, médicos prescrevem esses medicamentos mesmo para pacientes com IMC abaixo de 27, com base na etnia ou se for constatado um alto percentual de gordura ou níveis de açúcar no sangue indicativos de diabetes tipo 2 (presente ou futura).

I No Brasil os parâmetros são os mesmos, incluindo também a tentativa de mudanças no estilo de vida sem sucesso duradouro. Se o paciente tem sobrepeso mas não tem comorbidades, pode ser que o médico prefira tentar outras abordagens antes dos GLP-1s. Mas o fato de o paciente se encaixar nos critérios médicos aumenta as chances de o tratamento ser aprovado pelas operadoras de saúde. (N. Rev.).

Existem pessoas com IMC abaixo de 27 que podem ser boas candidatas a medicamentos para emagrecer? Sim. Existem pessoas com IMC acima de 30 que podem *não* ser boas candidatas? Sim também. Mas os IMC fornecem um método de triagem, um ponto de partida para selecionar os pacientes que têm maior probabilidade de melhorar sua saúde com o emagrecimento. Em outras palavras, o IMC é a forma de concentrarmos nossos recursos limitados nos pacientes para os quais os benefícios superam os riscos e os ônus de tomar o medicamento. Somente os exames laboratoriais podem revelar se o peso está afetando a sua saúde, mas uma ferramenta de triagem como o IMC é um ponto de partida útil.

PARA CALCULAR O IMC, VEJA AS INSTRUÇÕES ABAIXO:

O cálculo do IMC é bem simples. Você usa a seguinte fórmula:

$$\text{IMC} = \frac{\text{PESO}}{(\text{ALTURA})^2}$$

Ou seja:
Anote o seu peso em quilograma (kg). Exemplo: 70 kg
Multiplique a sua altura por ela mesma. Exemplo: 1,75 x 1,75 = 3,0625
Divida seu peso (70 kg) pelo resultado da multiplicação da sua altura (3,0625).
O resultado: 22,86 é o seu IMC.

Exemplos de IMC:

SE UMA MULHER DE 1,63 M PESA 71 KG, ELA:

- Tem um IMC de 26,7.
- É considerada com sobrepeso (IMC entre 25 e 29,9).
- Está apta, segundo a FDA, a usar medicamentos para emagrecimento caso tenha alguma comorbidade.

SE UMA MULHER DE 1,63 M PESA 80 KG, ELA:

- Tem um IMC de 30.
- É considerada obesa (IMC igual ou superior a 30).
- Está apta, segundo a FDA, a usar medicamentos para emagrecimento.

SE UM HOMEM DE 1,75 M PESA 83 KG, ELE:

- Tem um IMC de 27.
- É considerado com sobrepeso (IMC entre 25 e 29,9).
- Está apto a usar medicamentos para emagrecimento caso tenha alguma comorbidade.

SE UM HOMEM DE 1,75 M PESA 92 KG, ELE:

- Tem um IMC de 30.
- É considerado obeso.
- Está apto a usar medicamentos para emagrecimento segundo a FDA.

A CONTROVÉRSIA SOBRE O IMC

Então, o que é realmente o IMC? É uma relação entre peso e altura que prevê se a quantidade de gordura corporal predispõe você a doenças.

Muitas pessoas criticam o IMC. Elas apontam que se coloca muito foco no número na balança em vez de na saúde subjacente de uma pessoa e é tão geral que não é preciso para todos. Elas se preocupam com o fato de que seu uso na área da saúde pode levar as pessoas a uma obsessão perigosa e equivocada com seu peso.

Em parte, elas estão certas. No nível populacional – em outras palavras, analisando dados agrupados em vez de um indivíduo específico –, o IMC funciona muito bem para nos dizer como o peso se correlaciona com as comorbidades da obesidade. Dê uma olhada em alguns dos *insights*:

Mortalidade: um IMC na faixa de sobrepeso ou obesidade grau I reduz a expectativa de vida em 2 a 4 anos; um IMC entre 40 e 45 a reduz em 8 a 10 anos (semelhante ao impacto do tabagismo).
Acidente vascular cerebral (AVC): para cada aumento de 1 unidade no IMC, o risco aumenta em 4%.
Diabetes tipo 2: 80% dos casos estão diretamente relacionados à obesidade.
Insuficiência cardíaca: o risco dobra quando o IMC é superior a 30.

No entanto, em nível individual – você, sentado com seu médico – a precisão da previsão do IMC pode ser prejudicada. As pessoas que têm massa muscular, como o *personal trainer* do exemplo anterior, também têm IMC altos, porque os músculos são pesados (observação: se você for sedentário ou apenas um praticante moderado de exercícios, provavelmente não está nessa categoria). As mulheres na pós-menopausa também podem ser classificadas incorretamente pelo IMC, por conta das mudanças normais relacionadas aos hormônios na proporção de massa muscular e gordura. O IMC não faz distinção entre homens e mulheres nem nos diz nada sobre o papel que a raça ou a etnia de uma pessoa desempenha em seu peso ou predisposição a doenças. Estudos populacionais nos ajudaram a saber que os asiáticos têm riscos maiores de doenças relacionadas ao peso com IMC mais baixos. A China e o Japão definem o sobrepeso como um IMC de 24 ou mais e a obesidade como um IMC de 28 ou mais; na Índia, o sobrepeso é definido como um IMC de 23 ou mais e a obesidade como um IMC de 27 ou mais.[1]

É por isso que o IMC é apenas um ponto de partida, não um ponto de chegada, para que se pense em suas metas pessoais de saúde. Tudo o que ele pode lhe dizer é que você *pode* ter mais gordura corporal do que é saudável.

Os médicos também usam dispositivos de medição da circunferência da cintura e da gordura corporal para obter informações mais específicas sobre a quantidade real de gordura em seu corpo.

A medida da cintura como indicador de obesidade varia de acordo com o sexo e a raça.

Considera-se que uma pessoa é obesa se a medida de sua cintura for:

- maior ou igual a 101 centímetros para homens (afro-americanos, caucasianos).
- maior ou igual a 88 centímetros para mulheres.

A Federação Internacional de Diabetes definiu diferentes pontos de corte para diferentes grupos étnicos, sendo que as populações hispânicas e asiáticas têm um ponto de corte de obesidade 7,5 a 10 centímetros mais baixo do que suas contrapartes caucasianas.

Ferramentas mais avançadas, como exames de densitometria óssea e balanças de composição corporal, e outras menos sofisticadas, como calibradores de pele, também podem ajudar a definir a obesidade. (Mais sobre isso no capítulo 10.) Mulheres com mais de 30% de gordura corporal e homens com mais de 25% de gordura corporal são considerados obesos.

Mas medir sua gordura corporal, mesmo com precisão, não fornece uma resposta completa sobre se você deve perder peso. Isso ainda é apenas parte da conversa.

Como medir a circunferência da cintura

Fique de pé em posição reta, com os pés juntos e os braços relaxados ao lado do corpo.

Localize o ponto certo para medir: a cintura natural fica logo acima dos ossos do quadril e abaixo das costelas — geralmente onde o tronco "dobra" quando você se inclina para o lado.

Use uma fita métrica flexível (como as de costura).

Passe a fita ao redor da cintura, mantendo-a na horizontal. A fita deve estar justa, mas sem apertar ou comprimir a pele.

Respire normalmente. Faça a medição logo após soltar o ar (expirar), para obter um valor mais preciso.

Evite roupas grossas — meça diretamente sobre a pele ou sobre uma roupa fina, como uma camiseta justa.

O PARADOXO DA OBESIDADE EM DESAPARECIMENTO

A gordura, por si só, não é algo ruim. Ela pode nos proteger de quedas, manter nosso corpo aquecido e nos sustentar quando estamos doentes e sem conseguir comer. Mas a ideia de que ela nos protege contra doenças – conhecida antigamente como o "paradoxo da obesidade" – há muito tempo é considerada falsa.

O EXCESSO DE PESO ESTÁ AFETANDO SUA SAÚDE?

Muitos dos debates em torno dos GLP-1s associam seu sucesso avassalador à obsessão de nossa sociedade com a magreza. A obsessão é real, sem dúvida, mas, para a maioria das pessoas que chegam ao meu consultório, a "magreza" não é o objetivo. Muitas pessoas com quem trabalho têm uma ambivalência real em relação ao emagrecimento. Elas tiveram um peso que a sociedade considera "demais" durante toda a vida e, embora tenham enfrentado dificuldades, a maioria superou isso com uma autoestima saudável. O tamanho e o estilo de vida são parte de quem elas são, e a ideia de mudar qualquer um deles traz um sentimento de luto.

Veja o caso do meu paciente Scott. A comida era grande parte de sua identidade. Ele era um apaixonado por gastronomia que gostava de celebrar a vida com refeições fartas e bons vinhos, os quais colecionava. Ele estava acima do peso desde a infância, e, agora que estava na casa dos 40 anos, os problemas estavam se acumulando. Perto dos 136 quilos, ele tinha exames laboratoriais que mostravam alto nível de açúcar no sangue e enzimas hepáticas elevadas – nenhum deles alto o suficiente para rotulá-lo como "doente", mas chegando perto disso. Pior ainda, em muitos dias, ele simplesmente não se sentia bem.

Quando conheci Scott, ele odiava a ideia de tomar um medicamento para o resto da vida – especialmente um GLP-1, que ele via como o fim de sua vida boêmia. Emagrecer não era apenas uma ordem do médico, era uma pequena crise de identidade. Ele tentou perder peso com uma dieta pobre em carboidratos, mas todo final de semana se tornava uma farra. Ele começou a tomar metformina para o açúcar no sangue, e experimentou um medicamento para perda de peso, que pode ajudar as pessoas a superar compulsões. Mas ele não conseguia evitar as "recaídas", como ele dizia.

Muitos pacientes, como Scott, podem ter tido momentos em suas vidas em que buscavam emagrecer por vaidade ou para atender a um ideal social, mas quando me procuram é porque temem por sua saúde. Em geral, essas pessoas têm algum tipo de problema relevante que provavelmente será aliviado se conseguirem eliminar até 10% do peso corporal. Seu objetivo não é "ter um corpo sarado". Suas metas são coisas com as quais aposto que você se identifica:

"Quero estar aqui para conhecer meus netos."

"Tenho filhos pequenos e/ou pais idosos e preciso de energia suficiente para cuidar deles."

"Preciso manter meu cérebro afiado para o trabalho."

"Quero poder desfrutar de minhas atividades físicas favoritas, sem sentir dor."

A pergunta a que todo paciente deve responder, com os melhores dados disponíveis e com seu instinto, é a seguinte: *Meu excesso de peso está afetando minha qualidade de vida ou me colocando em perigo?* O que torna essa questão particularmente complicada é o fato de que "perigo" é subjetivo e dinâmico. Cada pessoa precisa definir o que é aceitável para si mesma e quais compensações está disposta a fazer para estar "mais segura" agora ou no futuro – e essas avaliações podem mudar com o tempo. Por exemplo, você pode ter fumado quando tinha 20 anos e ter horror a cigarros aos 40. As motocicletas representam liberdade e diversão para alguns e máquinas da morte para outros. Algumas pessoas vivem para hoje, outras planejam o amanhã. Você já entendeu a ideia.

Se os problemas de saúde relacionados ao excesso de peso estiverem afetando sua qualidade de vida ou colocando-o em perigo, o GLP-1 pode ser o ideal para você.

Para Scott, a resposta passou a ser *sim* após os bloqueios da pandemia em 2021. Ele havia atingido seu peso máximo de 138 quilos, acabara de ser diagnosticado com diabetes tipo 2 e tinha todos os cinco marcadores de síndrome metabólica (mais sobre o que isso significaa seguir). Ele começou a tomar Ozempic, juntamente com uma dieta com baixo teor de carboidratos, e, quando o Mounjaro ficou disponível, passou a tomá-lo. Dois anos depois, estava mantendo o peso em um nível adequado. Após dois anos, ele estava se mantendo com 102 quilos, e seu diabetes estava em remissão total.

Scott ainda é um fã de comida? O uso de um GLP-1 – bem como os problemas de saúde que o levaram ao tratamento – sem dúvida mudou sua relação com a comida. Ela não é mais o centro de seu universo. Mas o que o antigo Scott não esperava é que o novo Scott aproveitasse a vida como sempre. Acontece que é mais fácil ser um boêmio quando você está se sentindo bem. Ele também se dedicou à sua outra paixão de longa data: pilotar pequenos aviões.

Por que seus exames de laboratório são mais importantes do que seu peso?

Novamente, os IMC são apenas uma ferramenta de triagem, e o peso em si nem sempre é um problema de saúde. Peter Attia, em seu livro *best-seller Outlive: a arte e a ciência e viver mais e melhor*, coloca bem as coisas: "A obesidade é apenas um sintoma de um distúrbio metabólico subjacente, como a hiperinsulinemia, que também faz com que ganhemos peso. Mas nem todo mundo que é obeso é metabolicamente insalubre, e nem todo mundo que não é metabolicamente saudável é obeso".

Minha única ressalva é que, como já discutimos, a gordura é um órgão dinâmico. Na minha opinião médica, o excesso de gordura é tanto um *sintoma* de problemas metabólicos quanto uma *causa* de desregulação hormonal e uma infinidade de outros efeitos negativos para a saúde. Dito isso, o ponto de vista de Attia é crucial: Os cinco marcadores de *saúde metabólica* dizem muito mais sobre sua saúde individual do que o número na balança ou o IMC.

A síndrome metabólica é definida como a presença de pelo menos três dos marcadores a seguir, mas, quanto mais desses critérios você atender, maior será a probabilidade de ter resistência à insulina, o que prejudica seus esforços para emagrecer, e maior será a probabilidade de sofrer doenças cardiovasculares, como infarto ou AVC. A verdadeira saúde metabólica é a ausência de *qualquer um* desses marcadores:

1. Pressão arterial alta (>130/85).
2. Triglicerídeos elevados (>150 mg/dL).
3. Colesterol HDL baixo (<40 mg/dL em homens ou <50 mg/dL em mulheres).
4. Adiposidade central (circunferência da cintura >94 cm em homens ou >80 cm em mulheres).
5. Glicose em jejum elevada (>110 mg/dL).

A disfunção metabólica é apenas um dos vários problemas de saúde relacionados ao peso que levam as pessoas a fazer do emagrecimento uma meta de saúde. Veja a seguir alguns dos problemas de saúde mais comuns revelados por exames laboratoriais que levam meus pacientes a experimentar os GLP-1s:

- Resistência à insulina ou diabetes tipo 2.
- Hiperlipidemia.
- SOP.
- Doença hepática gordurosa não alcoólica.

Fora dos laboratórios, muitos de meus pacientes estão lidando com problemas:

- Dor nas articulações e nas costas.
- Apneia do sono.
- Ganho de peso causado por medicamentos.
- Ganho de peso durante ou antes da menopausa.
- Fadiga.

NÃO ESPERE "GLP-1 E PRONTO"

Por fim, os candidatos mais fortes a esses medicamentos entendem que não existe essa história de "GLP-1 e pronto". As pessoas que vejo tendo sucesso em longo prazo com esses medicamentos entendem que não estão "trapaceando" ou fazendo uso de algo mágico, independentemente do que ignorantes e gordofóbicos possam dizer sobre isso. **Você ainda precisa se esforçar para**

mudar seus hábitos e padrões de pensamento relacionados à alimentação e ao peso. O medicamento só oferece uma janela na qual fazer essas mudanças é mais fácil e mais eficaz em longo prazo, porque a medicação normaliza a disfunção hormonal subjacente. Os GLP-1s quase garantem que você emagrecerá, mas somente usando-os em parceria com mudanças no estilo de vida você conseguirá manter a perda em longo prazo.

Além disso, o ganho de peso não é causado *apenas* por distúrbios metabólicos. Os GLP-1s geralmente são um primeiro passo, não um tratamento completo. Parte da jornada é a avaliação de outros fatores que podem estar causando o excesso de peso:

- Apneia do sono (este é um pouco a história do ovo e da galinha, mas a baixa qualidade do sono tem um efeito importante sobre o peso).
- Problemas de saúde mental.
- Alimentação emocional.
- Doenças autoimunes, como lúpus ou artrite reumatoide, que podem prejudicar significativamente a atividade física.
- Doenças da tireoide, como a doença de hashimoto.
- Deficiências vitamínicas – por exemplo, baixo teor de ferro, vitamina d ou vitamina b12 – podem estar fazendo você se sentir lento ou indisposto, levando indiretamente ao ganho de peso.
- Medicamentos que causam ganho de peso, como esteroides, antidepressivos ou tratamentos pós-câncer.

Muitos fatores físicos e emocionais contribuem para seu peso e sua saúde – e os GLP-1s são apenas uma parte de uma jornada mais ampla rumo a uma saúde melhor.

OS MEDICAMENTOS GLP-1 NÃO SÃO PARA TODOS

As diretrizes da FDA e da Anvisa para esses medicamentos especificam que eles são para "controle de peso crônico". Uma maneira menos formal de dizer isso é: esses medicamentos são para pessoas que já tentaram de tudo e precisam de ajuda para evitar doenças crônicas relacionadas ao seu peso.

Nem todo mundo precisa de GLP-1s, e nem todo mundo precisa de medicamentos para obesidade[II]. Pense nisso como uma terapia. Foi o caso de uma paciente com quem trabalhei chamada Mary. Ela queria participar da minha Clínica Virtual da SoWell, mas só tinha cerca de 5 quilos para perder. Eu quase a rejeitei porque seu IMC estava no limite da saúde; mesmo assim, ela sentiu que precisava de ajuda, então eu a ouvi. Ela me disse que estava em um período muito estressante de sua vida, cuidando dos pais doentes e dos filhos pequenos ao mesmo tempo. Embora tivesse engordado apenas cinco quilos, ela sentia que algo em sua saúde não estava certo.

Descobriu-se que algumas coisas estavam acontecendo. Primeiro, seus exames laboratoriais mostravam sinais de resistência precoce à insulina; se seu peso continuasse a subir, ela provavelmente voltaria em dez anos precisando ser tratada para diabetes tipo 2. Mas a causa mais imediata de seu ganho de peso era sua saúde mental. Suas responsabilidades como cuidadora, ajudando pais idosos com problemas de saúde debilitantes, a deixaram mais estressada do que jamais esteve em toda a sua vida. Ela sabia disso, mas não percebia que tinha alguma relação com sua alimentação até que começou a monitorar suas emoções em seu diário alimentar como parte dos *Fundamentos dos hábitos*. Ela notou que, após momentos desafiadores de cuidado – por exemplo, um encontro doloroso com a memória vacilante de sua mãe –, ela comia algo como um *cupcake*. Durante meses, ela vinha recorrendo à *junk food* como um mecanismo de enfrentamento, muito além de seu modo de agir habitual antes da agitação na vida familiar.

Mary não precisava de um GLP-1, mas era uma ótima opção para um medicamento de emagrecimento. Esse medicamento – uma combinação do antidepressivo bupropiona e do medicamento antidependência naltrexona – deu a ela um impulso suficiente na regulação emocional para que ela

---

II Nem todas as pessoas podem usar GLP-1s. Algumas condições médicas contraindicam o uso desses medicamentos.
Contraindicações absolutas (não podem usar de forma alguma): Histórico de pancreatite; Histórico familiar de câncer medular de tireoide; Síndrome de neoplasia endócrina múltipla tipo 2 (MEN 2); Gravidez ou tentativa de engravidar.
Contraindicações relativas (podem usar com cautela e acompanhamento médico): doenças gastrointestinais graves (como gastroparesia). Histórico de cirurgia bariátrica recente. Pessoas com transtornos alimentares graves (como anorexia).
Se você tem alguma dessas condições, seu médico pode sugerir alternativas em vez de GLP-1s. Se houver contraindicações relativas, um acompanhamento mais rigoroso pode ser necessário (N. Rev.).

conseguisse encontrar maneiras mais saudáveis de lidar com o estresse. O medicamento de que ela precisava era um que apoiasse sua saúde mental, não seu sistema metabólico. Ela também precisava de algumas mudanças de hábito e começou a incorporar uma caminhada diária para relaxar e aliviar o estresse. Essas caminhadas também lhe deram tempo para processar algumas das emoções que estava sentindo em relação à situação com seus pais. Rapidamente, ela eliminou os 5 quilos e, três meses depois, seus exames laboratoriais mostraram que todos os indicadores de saúde metabólica estavam novamente dentro dos limites normais.

Eu gostaria que você se conscientizasse de que a medicina da obesidade, junto ao método SoWell, oferece um kit completo e abrangente de recursos para o controle do peso. Se você não se qualificar para os GLP-1s ou não puder ter acesso a eles, ainda terá muitas opções e caminhos para melhorar sua saúde[III].

III Se os GLP-1s não forem indicados para você, há outras opções a serem discutidas com seu médico. Cada tratamento tem prós e contras, a escolha deve ser personalizada e o acompanhamento médico pode ajudar a ajustar a dose conforme necessário.
Principais alternativas aos GLP-1s: bupropiona + naltrexona: atua no cérebro para reduzir a fome e os impulsos alimentares. Orlistate: diminui a absorção de gordura no intestino. Fentermina/topiramato: supressor do apetite, mas com riscos cardiovasculares. Cirurgia bariátrica: opção para casos de obesidade severa com falha de outros tratamentos (N. Rev.).

SEÇÃO II

O MÉTODO SOWELL PARA O SUCESSO SUSTENTÁVEL COM GLP-1S

CAPÍTULO 5

Fundamentos dos hábitos

O simples fato de olhar para uma balança já é um gatilho emocional pra você? Saiba que não está sozinho. Muitos pacientes do meu programa ficam alarmados ao saberem que a pesagem diária é uma das recomendações do método SoWell. Quando minha paciente Grace ouviu isso, ela quase desistiu.

Grace havia jogado fora sua balança doméstica anos atrás, pois o fato de se pesar era muito desgastante emocionalmente, remontando a uma experiência traumática no ensino médio. Ela se lembrava de quando todas as meninas de sua turma foram obrigadas a fazer fila no corredor. Uma enfermeira então foi pesando uma a uma, sem nenhuma privacidade. Grace sempre se sentiu gorda. A vergonha daquele momento ficou gravada em sua memória: ficar em pé em uma balança médica enquanto a enfermeira movia lentamente os pesos, sentindo que todos os olhos da sala estavam fixos nos números. Quando a enfermeira finalmente a chamou, ela correu para o banheiro, trancou-se em uma das cabines e começou a chorar.

As pesagens regulares são importantes para quem quer emagrecer e manter o peso. É considerado um dentre vários **hábitos pequenos, mas impactantes**, que comprovadamente apoiam a manutenção de um peso saudável em longo prazo. Infelizmente, poucas pessoas criam esses hábitos, pelo mesmo motivo que Grace evitou a balança: eles trazem à tona todos os danos emocionais que acumulamos por vivermos em uma sociedade na qual as pessoas – na mídia com certeza, mas às vezes até mesmo nossos amigos e familiares – comparam nosso peso e o que comemos com nosso caráter e autoestima.

No entanto, esses hábitos são importantes para a nossa saúde. Tendo ajudado pessoas a perder milhares e milhares de quilos, o que descobri foi que os pacientes mais bem-sucedidos – definidos por mim como 15% ou mais de perda de peso corporal total *mantida em longo prazo – são* aqueles que adotam os *Fundamentos dos hábitos* SoWell e os mantêm.

Nossa meta neste capítulo é iniciar esse processo e fazê-lo de um modo que o leve à **neutralidade emocional** em relação ao seu peso e ao processo de emagrecimento. Neutralidade emocional significa sentir-se da mesma forma que se sente em relação à balança e à escova de dentes: *sem emoções*.

A escova de dentes é um pequeno instrumento que ajuda a manter seus dentes limpos; nada mais, nada menos. Em algum momento, muito tempo atrás, você adquiriu o hábito de usá-la cerca de três vezes por dia. Hoje em dia você mal pensa, mesmo quando a escova está em sua boca. Você simplesmente a usa e depois retorna ao seu dia, desfrutando do seu hálito de menta e do conhecimento de que está fazendo o possível para evitar cáries.

No início de sua jornada, pode ser difícil imaginar que algum dia você se sentirá assim em relação aos hábitos apresentados neste capítulo. **Você vai chegar lá.** Uma das coisas mais interessantes sobre os GLP-1s é que eles mudam de forma rápida e dramática a maneira como percebemos os alimentos e nossos corpos. As suposições de longa data sobre "como as coisas são" e "como devem ser" são de pronto refutadas. Isso cria uma janela de oportunidade para fazer mudanças mais profundas e duradouras. Podemos olhar para os padrões antigos com curiosidade em vez de ansiedade, e substituí-los por rotinas atualizadas que apoiem melhor nossa saúde.

Já vi centenas de pacientes alcançarem a neutralidade emocional. Isso não acontece de imediato, mas se confiarem no processo, chegarão lá. Grace, por exemplo, agora se sente confortável com sua balança pela primeira vez na vida. Não é porque ela goste mais dos números no visor (embora *esteja* com um peso saudável agora), mas porque esse pequeno hábito, mantido ao longo do tempo, agora leva a *menos ansiedade* e *mais* conforto – *um* cenário que antes parecia impossível para ela.

O *PORQUÊ* É O CAMINHO

Antes de mergulharmos em nossos *Fundamentos dos hábitos*, precisamos desvendar o segredo para manter os hábitos. Vamos pensar novamente na escovação dos dentes. Criar esse hábito exige tempo e paciência. Tenho ajudado meu filho a criar esse hábito há quase dez anos e ele *ainda* precisa ser lembrado em alguns dias – OK, na verdade quase todos os dias!

Conseguimos nos manter assim por tanto tempo por uma razão muito simples: Há um *motivo* claro. Não queremos ter cáries! E há até uma vantagem de curto prazo: É bom se sentir limpo e fresco.

Agora mude esse pensamento para o emagrecimento. Veja o caso da minha paciente Meghan, que engordou rapidamente durante a faculdade depois que parou de dançar, o foco central de sua vida na adolescência. Quando tinha vinte e poucos anos, ela fez uma cirurgia bariátrica. Logo na sequência, ela emagreceu 45 quilos – e depois ganhou todo o peso de volta e mais um pouco, no decorrer de dois anos.

Aos 34 anos, ela fez o método SoWell com o apoio do Wegovy. Três anos mais tarde, ela manteve uma perda de peso de 56 quilos e está se saindo muito bem. “Estou totalmente confiante que manterei esse peso para o resto da vida”, disse ela. Foi uma transformação e tanto, já que depois de sua grande recuperação de peso anterior, ela estava apavorada com a possibilidade de não conseguir manter.

A maior diferença entre as duas experiências de Meghan e seus resultados não foi a cirurgia bariátrica *versus* os medicamentos. **Foi aprender *o porquê*.** Na primeira vez que emagreceu, ela o fez porque seu médico recomendou e porque sentia falta de seu corpo de bailarina. Na segunda vez, ela queria emagrecer porque soube que tinha todos os cinco marcadores da síndrome metabólica. Seu pai havia falecido recentemente, e sua mãe, que estava envelhecendo, dependia cada vez mais de sua ajuda. Ela estava em uma nova fase da vida e temia por sua saúde em longo prazo. Quando ela começou, não conversamos apenas sobre seus *motivos* – *nós os anotamos,* e você também deveria fazê-lo.

Os *porquês* de Meghan:

- Quero reverter os indicadores da síndrome metabólica para que o diabetes não seja o meu futuro.

- Quero ter força e estabilidade para poder cuidar de minha mãe.
- Quero estar energizada e com a mentalidade forte para o trabalho.

IDENTIFIQUE SEUS PORQUÊS

- Inclua no máximo um motivo relacionado a peso, aparência ou vestuário.
- Anote todos os seus motivos.
- Mantenha-os visíveis.

É fundamental que apenas um de seus motivos esteja relacionado à vaidade ou à aparência – motivos como "Quero voltar a usar minhas roupas favoritas" ou "Quero chegar no tamanho 38 até o casamento da minha filha".

Já disse isso antes, mas vale a pena repetir: **A magreza não é motivadora em longo prazo.** Os tipos de motivos que fazem com que os hábitos se mantenham são aqueles baseados na saúde ou que apoiam uma meta muito maior do que você, como o desejo de Meghan de ser uma boa cuidadora para sua mãe no longo prazo.

Para uma de minhas pacientes favoritas, Janelle, *a magreza* não era apenas um motivador fraco, era na verdade um *desmotivador*. Janelle esteve acima do peso a vida toda, mas gostava muito de seu corpo. Seu peso na idade adulta oscilava entre 99 e 127 quilos, embora ela fosse uma instrutora de hidroginástica ativa e cheia de energia. Ser robusta e saudável era sua marca – até que, aos 40 anos, começou a ter sérios problemas de saúde relacionados ao peso. Sua pressão arterial era muito alta, ela era pré-diabética e tinha um histórico familiar de AVC e diabetes tipo 2.

Ela se preocupava com sua saúde, mas a perspectiva de emagrecer a assustava. Ela achava que poderia perder sua identidade se emagrecesse demais. "Não é assim que eu sou", disse-me. Eu lhe assegurei que, eliminando de 10% a 15% de seu peso atual – 11 a 18 quilos –, provavelmente já melhoraria seus problemas de saúde atuais. Um IMC baixo não precisava ser a meta. Janelle não tinha nenhum motivo de "vaidade". Ela queria ter mais energia, resolver seus indicadores de saúde preocupantes e adotar as medidas que aumentariam suas chances de ter uma vida longa e saudável.

Toda vez que ela emagre 5 quilos, Janelle e eu nos falamos. "Janelle, você se sente bem?", eu pergunto. "Estou me sentindo muito bem", ela responde. "OK, ótimo. E você continua se sentindo bem consigo mesma?" Até agora, a resposta sempre foi sim, e continuaremos dessa forma.

Recentemente, ela emagreceu 18 quilos e está se sentindo tão bem que quer emagrecer mais 5. Seus últimos exames mostraram uma grande melhora no nível de açúcar no sangue e sua pressão arterial está próxima do normal.

Com o passar do tempo, as metas que você anotar servirão também como um valioso registro de seu sucesso. Depois de atingir uma meta, fica muito fácil considerar seu novo estado de saúde como algo natural. Por exemplo, uma paciente tinha a meta de não ficar sem fôlego ao subir as escadas do metrô. Um ano depois, ela estava levantando peso na academia duas vezes por semana e trabalhando em novas metas. Sempre que se esforçava, ela consultava suas metas originais e sentia um grande estímulo ao ver a prova do quanto havia progredido.

HÁBITO FUNDAMENTAL 1: REGISTRE SEU PESO *PELO MENOS* 1 VEZ POR SEMANA

O Sr. Rogers, o amado apresentador dos Estados Unidos da série de TV infantil *Mister Roger's Neighborhood,* era um homem muito magro. Ele se mantinha assim subindo na balança todos os dias. Se ele perdesse 1 quilo, diz a história, comia uma sobremesa. E se engordasse 1 quilo ele dava uma volta a mais em sua natação diária. Apesar de ter sido uma criança com excesso de peso, seu hábito diário proporcionou um sistema de verificações e equilíbrio que lhe permitiu manter-se em forma até sua morte, aos 74 anos. O peso era um simples dado usado para informar seus próximos passos – e é isso que espero que se torne para você também.

A cultura da dieta descontrolada transformou a balança de banheiro em inimiga número 1. Mas precisamos curar essa histeria, não jogar fora a ferramenta que apoia um dos hábitos mais baratos, fáceis e rápidos que existem para a manutenção da saúde. O National Weight Control Registry (Registro Nacional de Controle de Peso) acompanha os "unicórnios" do mundo do emagrecimento pré-GLP-1, aquelas pessoas que mantiveram a perda de peso por uma média de 5,5 anos. Setenta e cinco por cento dos membros dessa organização se pesam pelo menos 1 vez por semana.

MANTENHA-SE EMOCIONALMENTE NEUTRO EM RELAÇÃO À BALANÇA

 Encare assim:	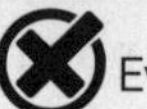 Evite isso:
A balança é uma ferramenta útil. Ela fornece dados, assim como um termômetro ou um medidor de pressão.	A balança determina meu valor (força, adequação, inteligência).
	É melhor evitá-la até que eu tenha tido um "bom" dia/semana/ano.
Podemos usar essas informações para decidir os próximos passos.	Um peso acima do esperado significa que devo desistir.

POR QUE RECOMENDO UMA PESAGEM DIÁRIA?

A razão para se pesar diariamente não é para que, como o Sr. Rogers, você possa responder a qualquer variação com uma mudança imediata em seu comportamento. Para a maioria das pessoas, especialmente para as mulheres, isso colocaria você em algum tipo de montanha-russa radical. Nosso peso diário é extremamente fluido – porque *nós* somos extremamente fluidos, com cerca de 60% do nosso peso corporal sendo água.

Diariamente, quero que você **se pese, registre seu peso e siga em frente.** O valor está nos dados agregados, usados para sugerir mudanças que precisamos fazer ao longo do tempo. E com o passar do tempo, ao ver esse número subir e descer diariamente, você constrói a confiança de que o processo funciona, apesar das flutuações. É também um hábito que funciona como uma afirmação diária de nosso compromisso com novos comportamentos saudáveis. Você pode fazer isso logo após escovar os dentes pela manhã – apenas mais uma rotina diária de bem-estar.

Esse é o objetivo, certo? Pode não ser seu ponto de partida, e não há problema algum nisso. Os hábitos fundamentais são um trabalho em andamento que se torna mais fácil com o tempo. Se você sabe que não está pronto para uma pesagem diária, comprometa-se a fazer pesagem semanal.

Escolha um dia e se atenha a ele. Não negocie com você mesmo. Se você escolher o domingo, esse é o seu dia – mesmo que no sábado você tenha ido a um casamento e brindado com champanhe, comido de tudo, além de uma grande fatia de bolo. Não importa o que a balança diz; tudo o que importa é que você registre os dados.

Outro motivo pelo qual recomendo uma pesagem diária, quando você estiver pronto é que muitos pacientes ficam surpresos ao descobrir que a frequência realmente ajuda a *apoiar* a meta de neutralidade emocional. Quando você espera uma semana ou mais entre as pesagens, o medo pode aumentar, levando à ansiedade e a um tempo cada vez maior entre as visitas à balança. E antes que você perceba a balança estará de volta ao armário, juntando poeira.

Pese-se:

- Não mais do que uma vez por dia.
- Não menos que uma vez por semana.
- Indefinidamente no futuro.

Indefinidamente significa... para sempre. Mesmo quando você realmente não quiser. A pesagem pode ser mais importante para a manutenção do que para a perda. Meus pacientes que mantiveram seus pesos por mais de cinco anos continuam **se pesando diariamente**. Eles podem perder o controle por 1 ou 2 dias, mas depois voltam para a balança. É o lembrete amigável de seu estilo de vida saudável. Você nunca deixaria de escovar os dentes, certo?

E quanto a viagens?

Recomendo que todos os meus pacientes que viajam mais de uma ou duas vezes por ano levem consigo uma balança portátil. Muitas vezes, uma viagem que começa como uma pausa de 7 dias da balança se torna uma pausa *indefinida*: Você volta para casa e não quer ver um número "chocante", então decide "voltar aos trilhos" antes de se pesar. Você deixa passar uma semana, depois mais uma semana, e depois mais uma.... Você já entendeu.

Minha paciente Beth cuida do marketing de uma grande associação esportiva, um trabalho que a leva ao redor do mundo – sempre com sua balança portátil.

Meu relato: pesagem durante viagens

No começo achei absurda a ideia da Dra. Sowa de levar uma balança em viagens. Mas agora encontro conforto na rotina e não preciso enfrentar o medo de me pesar quando volto para casa. Eu estava apreensiva, achando que criar novos hábitos durante uma viagem seria impossível, mas também sabia que o momento nunca seria perfeito. Ainda bem que não esperei — está funcionando!
— Beth, 42 anos, emagreceu 13,6 kg com o uso de Zepbound nos primeiros 3 meses

HÁBITO FUNDAMENTAL 2: O DIÁRIO ALIMENTAR

O diário alimentar não é como usar o MyFitnessPal ou um aplicativo de dieta. Você não está contando calorias, nem mesmo macros. Na verdade, você vai registrar algumas coisas: o que você comeu e quando, se estava com fome e qual era o seu estado de espírito.

E *definitivamente* não é para você se estressar com esse diário. O objetivo é comer como de costume e registrar suas escolhas e as circunstâncias que as cercam, sem julgamentos. Perder um dia ou uma refeição não é um sinal de que você é ruim, descuidado ou que não foi feito para isso. É um sinal de que você é um ser humano que está adotando um novo hábito.

Comece hoje o seu diário alimentar

Se você usar a versão digital, salve aonde for mais acessível — no celular, *tablet* ou computador. Depois, crie um alarme diário para lembrar de registrar. O melhor momento para registrar é logo após comer — a maioria das pessoas tem memória alimentar ruim e, após 24 horas, não lembra o que comeu no dia anterior.

Torne o diário o mais fácil e prático possível.
Você pode baixar a versão digital ou imprimir, escaneando o QR Code.

COMO MANTER UM DIÁRIO ALIMENTAR NEUTRO

 Encare assim:	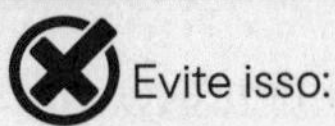 Evite isso:
O diário é uma ferramenta útil que fornece dados. Ele traz informações, como um termômetro ou ummedidor de pressão. Podemos usar esses dados para decidir os próximos passos.	Achar que o diário determina seu valor (força, adequação, inteligência). Evitar registrar até ter um "bom" dia/semana/ano. Pensar que um dia/semana/mês ruim significa que deve desistir da meta.

Quando começar a fazer os registros

Muitos dos meus pacientes dizem: "Vou começar a anotar quando a medicação fizer efeito e eu tiver tudo sob controle". Na verdade, o momento ideal para iniciar o diário alimentar é **2 semanas antes de fazer qualquer outra mudança**, inclusive tomar a primeira dose do medicamento. É por isso que ele está aqui no capítulo 5, antes dos *Fundamentos da alimentação* e antes do capítulo sobre o início da medicação. (Observe que apesar de eu considerar esse momento *ideal* para começar, você se beneficiará dos *Fundamentos dos hábitos* independentemente de onde estiver em sua jornada com o GLP-1.) O diário alimentar será muito importante durante todo o período em que estiver emagrecendo e por cerca de 6 meses até a manutenção.

Nessas duas primeiras semanas, o preenchimento do diário alimentar fornece uma linha de base. É uma oportunidade de identificar padrões na alimentação *antes* de tomar os medicamentos. Lembre-se também de que, ao tomar a primeira dose, você pode não se sentir muito bem. É muito mais fácil estabelecer as bases para um novo hábito agora, quando estiver se sentindo forte.

Vamos analisar como funciona o diário detalhadamente, para que você entenda *por que* você está fazendo isso (sempre importante!) e o que tirar dessa prática.

"O que eu comi/bebi"

Ao monitorar sua alimentação *antes* de começar a tomar os medicamentos, você saberá como suas escolhas atuais se comparam aos *Fundamentos da alimentação* que serão abordados no capítulo 6. Isso é importante, pois você pode planejar as mudanças que provavelmente fará para evitar efeitos colaterais quando começar a tomar os medicamentos. Por exemplo, você pode descobrir que está comendo apenas proteína no jantar e não está bebendo água – dois hábitos que podem levar a resultados desagradáveis.

Eu tinha uma paciente que gostava muito de fazer lanchinhos. Ela adorava os lanches "saudáveis": a pipoca magra, o chocolate com pouco açúcar, os pacotes de *snacks* de 100 calorias. Embora estivesse comendo o tempo todo, ela quase não ingeria proteína – o que é fundamental para obter a densidade nutricional necessária em um GLP-1. Depois de aprender os *Fundamentos da alimentação,* ela percebeu que seria melhor trocar parte da pipoca por alimentos e refeições ricos em proteínas.

Lembre-se de permanecer neutro! Tratam-se apenas de dados. Evite a compulsão de mudar o que come para corresponder ao que você acha que *deveria* comer – ou de se censurar ao monitorar seus alimentos. O objetivo é obter uma leitura honesta. Seja o mais específico que puder, mas sem exageros.

<table>
<tr><th colspan="3">Exemplo 1</th></tr>
<tr><th>Horário</th><th>O que comi/bebi</th><th>Anotações (humor, circunstâncias etc.)</th></tr>
<tr><td>9:00</td><td>Mingau de aveia com 1 colher de proteína em pó</td><td rowspan="4">Ainda bem que planejei isso. Estava com fome depois do treino e pensei em passar no drive-thru, mas resisti!</td></tr>
<tr><td>12:00</td><td>Ovo mexido sobre alface picada e tomate</td></tr>
<tr><td>15:00</td><td>Pepino e homus</td></tr>
<tr><td>18:00</td><td>Frango desfiado, legumes assados e ½ xícara de quinoa</td></tr>
</table>

Exemplo 2

Horário	O que comi/bebi	Anotações (humor, circunstâncias etc.)
20:00	Linguine com camarão e 2 taças de vinho branco	Jantar de trabalho, não havia boas opções — tentei fazer o melhor.
7:00	Água com eletrólitos, sem café	Ainda me sentindo mal depois do jantar — combinação de excesso de carboidrato + muito trabalho me deixaram enjoado. Não devia ter comido a massa.
10:00	*Shake* proteico	
17:30	Frango com molho barbecue e um pouco de brócolis com batatas	Começando a me sentir melhor.
17:30	Bolinho de queijo + mais água com eletrólitos	

Identificar padrões nos efeitos negativos ajuda a rever hábitos e a se sentir melhor.

Exemplo 3

Horário	O que comi/bebi	Anotações (humor, circunstâncias etc.)
7:00	Café com chia + maçã fatiada	
10:00	Torrada francesa com bacon + mimosa [espumante com suco de laranja]	Acabei comendo fora — não estava nos planos, mas tudo bem.
14:00	Sorvete	Depois do brunch, tomei sorvete com uma amiga — não estava com tanta vontade, mas comi mesmo assim. Fiquei um pouco cheia.
17:30	Água com eletrólitos	
19:00	Salmão com gengibre e abóbora amassada	De volta à rotina!
21:30	Fibras	Estou me sentindo um pouco inchada, gases, intestino irregular hoje.

O diário alimentar não será útil se você registrar apenas "comidas saudáveis". Não existem alimentos proibidos, e registrar os desejos ajuda a entender a causa por trás deles.

“Escala de fome”

Aqui você acompanhará seu nível de fome antes *e* depois de comer, em uma escala de 1 a 10. Como discutimos no capítulo 1, um dos efeitos colaterais da síndrome metabólica e da alimentação excessiva crônica é que nossos sinais de fome e saciedade, controlados por hormônios, muitas vezes ficam desregulados. Algumas pessoas podem sentir mais fome em geral e perder a capacidade de se sentirem satisfeitas depois de comer. Outras comem compulsivamente e nunca se permitem sentir fome. De qualquer forma, o resultado é que paramos de prestar muita atenção em como nos sentimos quando comemos. Em vez de saciedade, o sinal para parar se torna a sensação de que você está fisicamente cheio, até o ponto de sentir desconforto.

Os GLP-1s oferecem uma oportunidade única de se tornar mais consciente de seus sinais de fome. Ao aprender a controlar a fome e a saciedade nessas primeiras semanas, você estará se preparando para praticar a alimentação consciente – primeiro durante a mudança drástica quando começar a tomar a medicação e, depois, em longo prazo, quando os sinais saudáveis de fome retornarem e fornecerem pistas importantes para orientar o que você come e a quantidade.

Também é importante controlar sua fome entre as refeições. Se você sentir muita fome, poderá fazer escolhas erradas quando finalmente se sentar para comer.

ESCALA DE FOME/SACIEDADE

1. A fome é tanta que você até se sente fraco.
2. **Faminto.** Irritado, com pouca energia, estômago roncando bastante, pensamentos sobre comida a cada poucos segundos.
3. **Com bastante fome.** O estômago começa a roncar. Pensamentos sobre comida a cada poucos minutos.
4. **Começando a sentir fome** e a pensar em comida.
5. **Satisfeito;** nem com fome, nem cheio.
6. **Levemente cheio ou saciado.** (*Permaneça nessa zona para melhor controle da fome.*)
7. **Levemente desconfortável;** poderia ter parado de comer há algumas garfadas.
8. **Cheio e desconfortável.**
9. **Muito desconfortável;** dor ou distensão no estômago.
10. **Tão cheio que se sente enjoado.**

"Inserir anotações (estado de espírito, circunstâncias etc.)"

Registrar as *circunstâncias* (ou o que os terapeutas cognitivo-comportamentais chamam de "eventos", mais sobre isso no capítulo 7) em torno de nossa alimentação ajuda a revelar as influências ocultas por trás de nossas escolhas alimentares – especialmente nosso humor e emoções. A biologia é um fator importante que impulsiona nossas escolhas, mas não é o único.

Muitas vezes o diário alimentar leva as pessoas a grandes avanços, como a descoberta de padrões que nunca haviam notado antes. Uma paciente, Kristen, nunca se considerou uma comedora emocional, mas percebeu certos gatilhos relacionados à ansiedade sobre seu corpo. Ela optou por começar a se consultar com um terapeuta para ajudá-la a trabalhar uma história familiar passada que parecia ter colocado esse padrão em movimento.

Outro paciente, Liam, percebeu, por meio de seu diário alimentar, que a maioria de seus momentos de comemoração, prazer e relaxamento era motivada pela comida. Ele morava em uma cidade grande, e a maioria de suas opções de entretenimento e "autocuidado" eram jantares requintados ou *fast food*. Ele já tinha um terapeuta e nós três trabalhamos para ajudá-lo a acrescentar algumas novas fontes de prazer à sua lista – por exemplo, ele começou a fazer caminhadas na cidade e a tomar chá como *hobby*.

A grande maioria de nós tem emoções, tanto positivas quanto negativas, ligadas à comida. Muitos de nós "comemos" nossos sentimentos em vez de encará-los. Quando você muda seu comportamento, todos esses sentimentos afloram em sua consciência. Nem sempre a sensação é ótima. Com o passar do tempo, seu diário alimentar pode se tornar um espaço para identificar essas emoções, de modo que você possa trabalhar com elas, seja sozinho, com um amigo ou com um profissional. (Mais sobre isso no capítulo 7.)

HÁBITO FUNDAMENTAL 3: PLANEJAMENTO DAS REFEIÇÕES

Defina um horário uma vez por semana (para a maioria das pessoas é um dia de fim de semana) para sentar-se diante de sua agenda e planejar todas as refeições para você e para qualquer outra pessoa para quem você cozinhará nos próximos 7 dias. Em seguida, compre os mantimentos necessários ou faça um plano de compras.

O planejamento de refeições o livra daquela pergunta incessante e interminável: *O que vou comer a seguir*? Ele permite que você pense sobre suas escolhas uma vez por semana, em vez de vinte e uma vezes, dia após dia. Permite que você faça a *maioria* das suas escolhas alimentares no estado ideal, quando estiver bem alimentado e relaxado. Caso contrário, você sabe o que costuma acontecer quando chega em casa depois de um longo dia de trabalho, abre a geladeira e diz: "O que vamos comer?". Mesmo que a geladeira esteja cheia de comida, responder a essa pergunta pode ser tão difícil que você acaba pedindo algum *delivery* ou esquece a comida fresca e despeja uma embalagem de miojo em uma panela.

Seus hábitos alimentares mudam de forma surpreendentemente rápida, com pouco esforço, quando o que está no seu prato não é mais decidido com base nas emoções e na fome do momento.

Você se lembra da Brenda, do capítulo 1, que seguiu uma dieta e acabou se tornando resistente à insulina e tendo dores debilitantes nas articulações? Ela queria experimentar a medicação para perda de peso como uma alternativa à cultura da dieta. Quando eu lhe disse que o programa começava com os *Fundamentos dos hábitos e da alimentação*, ela ficou realmente frustrada. Como muitos pacientes, o ruído alimentar de Brenda antes de iniciar os GLP-1s quase *nunca desligava*, e, apesar de toda essa conversa, nada disso a estava ajudando a atingir suas metas de saúde. Ela estava desesperada para se libertar, e os *Fundamentos dos hábitos* – especialmente o planejamento de refeições – a princípio pareciam ser um caminho na direção errada.

Meu relato: os hábitos

Quando vi os Fundamentos dos hábitos pela primeira vez, pensei: "É só mais uma dieta, e vou ficar ainda mais obcecada por comida do que nunca. Me deem logo os remédios e me deixem em paz!". Mas depois de 1 mês eu já tinha uma perspectiva completamente diferente.
— Brenda

"Entendo como você se sente", eu disse a ela. "Mas este é apenas o nosso ponto *de partida*." Eu lhe expliquei que o aumento do foco agora levaria a menos obsessão mais tarde. Nunca tive um paciente nessa jornada que não chegasse a um ponto, geralmente muito rápido, em que conseguisse **pensar menos em comida do que nunca**. No curto prazo, a medicação torna isso possível. No longo prazo, os *Fundamentos dos hábitos* tornam isso possível – e com um grau de neutralidade emocional maior do que nunca.

"Socorro! Eu não consigo planejar nada com uma semana de antecedência!"

A maioria das pessoas com quem trabalho se adapta rapidamente ao planejamento semanal e acha que isso se encaixa bem em sua rotina. Mas, se esse não for o seu momento, ainda assim é possível obter muitos benefícios usando uma ferramenta de planejamento alimentar diário.

Você pode encontrar um modelo de *planner* no QR Code:

Só é difícil no começo

Se você está pensando: *"Isso parece muito trabalhoso"*, eu estou ouvindo. O planejamento das refeições exige mais tempo e reflexão desde o início do que os outros dois hábitos. Mas com o tempo fica muito mais fácil. A maioria de nós come a mesma coisa em pelo menos metade das nossas vinte e uma refeições, semana após semana. Portanto, o planejamento de refeições só é realmente trabalhoso quando você está fazendo essas grandes mudanças iniciais, descobrindo quais alimentos funcionam melhor para você e sua família agora. Após cerca de 3 semanas você terá estabelecido uma rotina e um ritmo, e seu planejamento não exigirá nada além de ajustes. Planejamento de refeições *não é* preparação de refeições. Você não precisa ter tudo cortado em cubinhos perfeitos e empilhado ordenadamente em recipientes. O resultado do planejamento de refeições é uma lista de compras de supermercado para a semana.

Seu planejamento será perfeito? Definitivamente, não. O objetivo é seguir seu plano em 80 a 90% do tempo. A vida exigirá algumas mudanças de última hora, e isso não é problema.

Evite o erro mais comum ao planejar as refeições!

O segredo de um planejamento eficaz de refeições não é apenas selecionar opções que se alinham com sua nova maneira de se alimentar. **É escolher opções que se alinhem com sua vida.**

O processo de planejamento começa com uma análise minuciosa do seu calendário: é uma semana agitada? Uma semana estressante? Em quais dias você tem tempo para cozinhar? Quais refeições serão feitas fora, com menos controle sobre as escolhas? Há alguma comemoração gastronômica, como um jantar de aniversário, na agenda?

O planejamento de refeições é especialmente útil para pessoas que alimentam outras pessoas. Ele nos permite preparar refeições que satisfaçam as necessidades de toda a família, em vez de cair no hábito de preparar dois jantares diferentes todas as noites. Ou, pior ainda, de fazer o que seus filhos querem porque é mais fácil.

Brenda, minha paciente que estava se curando de uma obsessão por comida, estava bastante cética em relação ao planejamento de refeições. Ela decidiu confiar em mim e se empenhou bastante nas primeiras semanas. Ela teve sua primeira grande recompensa 3 semanas após o início das injeções, quando ainda sentia fome o tempo todo. Aquela semana foi particularmente estressante e, certa noite, ela tomou a decisão de última hora de pedir combos de lanches pelo *delivery* para os filhos. Como estava com muita fome, a princípio pensou em pedir um hambúrguer para ela também. Mas então se lembrou de que já havia descongelado o peixe, graças ao seu plano de refeições, e que provavelmente poderia tê-lo cozido e pronto, com um acompanhamento de vagem, ainda mais rápido do que a entrega da comida. Ela também se lembrou de que na noite seguinte faria o que chamamos de "refeição fora do plano" (consulte o capítulo 6) no jantar de aniversário de um amigo em um de seus restaurantes favoritos. Por conta de seu planejamento, o peixe começou a parecer tão bom para ela quanto o hambúrguer. Foi uma refeição tão divertida quanto a dos filhos? Não, mas ela havia se planejado para isso e, no final, ficou feliz por ter seguido o plano. A experiência foi realmente fortalecedora para ela, e ela sentiu equilíbrio e satisfação ao fazer uma escolha saudável, algo novo para ela.

COMO MANTER UM DIÁRIO ALIMENTAR NEUTRO

 Encare assim:	 Evite isso:
O *planner* é uma ferramenta útil que me permite ser realista e reduzir o estresse. Ele oferece um caminho para manter o comprometimento.	Achar que o plano precisa ser ideal e perfeito. Pensar que, se a semana não for perfeita, é melhor nem planejar.

CAPÍTULO 6

Fundamentos da alimentação

Fundamentos da alimentação

- Coma a proteína primeiro.
- Acrescente mais vegetais à medida que a fome voltar.
- Não pule refeições.
- Não espere sentir sede para beber água.

Aqui está outro mito conhecido e inútil sobre os GLP-1s: *eles destroem o prazer de comer*. O professor Jens Juul Holst, que descobriu o hormônio GLP-1, não ajudou. "O que acontece é que você perde o apetite e também o prazer de comer", disse ele à *Wired*. "Isso pode até ser um problema, pois, depois de um ou dois anos de uso, a vida fica tão miseravelmente entediante que você não aguenta mais."[1] Já vi essa citação assustadora ser reimpressa muitas vezes.

Em centenas de pacientes, raramente vi isso acontecer além dos primeiros meses de tratamento, quando a náusea e outros desconfortos gastrointestinais podem contribuir para a aversão à comida. Para a maioria, a fome e o prazer de comer retornam e continuam sendo partes confiáveis e importantes da vida cotidiana. O que o medicamento *faz* é trazer a fome de volta a níveis saudáveis – e, ainda mais importante, ajudar as pessoas a se curarem quando o golpe duplo da cultura da dieta e da fome crônica levou à obsessão por comida.

NÃO HÁ NADA DE ERRADO EM COMER POR PRAZER

A comida é deliciosa e deve ser apreciada. Mas é difícil – talvez até impossível – manter um peso saudável quando ela se torna sua *principal* fonte de prazer, especialmente em um mundo de abundantes opções de alimentos hiperpalatáveis. É por isso que uma das prioridades do método SoWell é ajudá-lo a **reequilibrar o papel dos alimentos em sua vida.** Os *Fundamentos da alimentação* deste capítulo, em combinação com os GLP-1s, o libertarão tanto da restrição quanto da obsessão. Eles o guiarão em direção a escolhas que apoiam a sua saúde e o ajudarão a se sentir bem enquanto estiver se adaptando à medicação e no futuro.

Os *Fundamentos da alimentação* não são regras, são pilares: os hábitos que sustentam seus padrões alimentares. Você não precisa segui-los em todas as refeições pelo resto da vida. É uma direção a seguir, não uma mentalidade de "tudo ou nada".

A implementação dos *Fundamentos da alimentação será muito mais fácil do que você imagina*. Você pode criar hábitos prontamente quando a fome e os desejos diminuírem temporariamente. Isso cria a oportunidade para uma redefinição, durante a qual você redescobrirá (ou talvez descubra pela primeira vez na vida) uma relação natural e equilibrada com os alimentos. No capítulo 8, completaremos o reequilíbrio ajudando-o a adicionar novas fontes de prazer não alimentares à sua vida.

Mudar seus hábitos ainda requer preparação e foco, mas sem toda aquela velha conversa neuro-hormonal que o perturba.

ENCONTRE LIBERDADE NAS REGRAS ALIMENTARES

 Encare assim:	 Evite isso:
A comida é meu combustível. Eu como para viver, não vivo para comer.	A comida é minha fonte de alegria, conforto e alívio do estresse.
Saber exatamente como comer me ajuda a evitar o caos das escolhas alimentares.	Ter menos opções alimentares parece um castigo.
Ter regras me ajuda a não agir por impulso e a alçançar meu objetivo.	Regras são chatas.

FUNDAMENTO ALIMENTAR 1: COMA SUA PROTEÍNA, DE PREFERÊNCIA PRIMEIRO

Sua meta: consumir de 20 a 40 gramas de proteína em cada refeição.

A proteína é importante em cada etapa da jornada do GLP-1 – em outras palavras, para o resto da vida.

Com a dieta restritiva, o maior problema era como fazer você *comer menos*. Nos primeiros 3 a 6 meses de uso do GLP-1, seu maior problema é como fazer você *comer o suficiente*.

Isso muitas vezes confunde as pessoas, porque elas estão acostumadas a se concentrar em alimentos que lhes dão muito volume com poucas calorias, também conhecidos como *volumetria*. Agora, por um breve período, o inverso é verdadeiro: A densidade calórica é o suporte de seus esforços.

Alguns usuários de GLP-1 perdem o apetite ou desenvolvem aversão a alimentos de que costumavam gostar. Outros têm apetite, mas ficam saciados muito rapidamente. Você não saberá como sua fome será afetada até começar a tomar o medicamento, mas *todos* precisam proteínas. Essa é uma recomendação para toda a vida.

Por que a proteína em primeiro lugar?

Um estudo realizado por pesquisadores da Universidade de Cornell mostrou que, se você pegasse a refeição tradicional americana – um pãozinho seguido de uma salada e, depois, uma entrada à base de carne – e invertesse a ordem dos pratos de modo a comer o pão por último, você terminaria a refeição com um nível de açúcar no sangue mais baixo em cerca de 30%. A ordem dos alimentos tem um efeito dramático sobre a forma como seu corpo metaboliza uma refeição, uma ferramenta que pode ajudá-lo a suavizar as oscilações bruscas de açúcar no sangue que forçam seu corpo a bombear insulina.[2]

Como é a porção de aproximadamente 20 gramas de proteína?

2 ovos + 3 claras
85 a 115 g de carne ou peixe
1 xícara de lentilhas cozidas
1 xícara de tofu
2 colheres de sopa de proteína em pó (os produtos variam — confira o rótulo)
¾ de xícara de *cottage*
200 g de iogurte grego
3 palitinhos de muçarela embalados individualmente
85 a 115 g de atum em lata (em água)
85 g (ou 12 unidades médias) de camarão cozido

Por que a proteína é tão importante?

Nos primeiros dias, o objetivo é garantir que você coma o suficiente para emagrecer em um ritmo saudável e proteger seu metabolismo. Mas a ciência revelou que a proteína tem amplos benefícios tanto para a perda quanto para a manutenção do peso.

A proteína preserva a massa muscular. Sempre que você emagrece, perde uma mistura de músculos e gordura. Não é o ideal, mas é assim que o corpo funciona. Estudos demonstraram que dietas com alto teor de proteína preservam a massa muscular durante estados de deficiência de energia (ou seja, perda de peso).[3]

A proteína sacia. A ingestão de proteína leva a maior liberação de hormônios intestinais saciantes (CCK, PYY e GLP-1) em comparação com a ingestão de carboidratos, e está associada a um aumento proporcional da saciedade e à diminuição da fome.[4] Isso não é tão importante no primeiro ano de uso de GLP-1, mas, em longo prazo, a ingestão de proteína primeiro o ajudará a se sentir saciado mais rapidamente e diminuirá a probabilidade de comer demais. Ela também elimina os carboidratos, que devem ser reduzidos durante a recuperação da disfunção metabólica.

A proteína promove a perda de peso. Vários estudos clínicos de 6 a 12 meses relataram que uma dieta rica em proteínas proporciona efeitos de emagrecimento e pode evitar a recuperação do peso após a perda.[5]

Relato de paciente: Justine, a rainha da proteína

Justine detestava a ideia de priorizar a proteína. Ela adorava carboidratos e odiava dietas, mas aceitou incluir lanches e refeições ricos em proteína no seu plano semanal. Depois de algumas semanas, percebeu que se sentia melhor após essas refeições — e começou a adicionar ainda mais proteína à dieta. Hoje, é fã de ovos com peito de peru, poke de salmão, macarrão proteico e *shakes* de proteína. Ela ainda ama pizza, mas agora um pedaço é suficiente — e perdeu completamente o interesse por massas. Já segue esse estilo de alimentação há um ano e continua desfrutando da comida com prazer.

Como escolher uma proteína em pó

As proteínas em pó e as bebidas proteicas podem ser uma ferramenta muito útil, especialmente nos primeiros dias de uma jornada de GLP-1. Misture-os com água ou leite, e talvez algumas frutas, e você terá uma refeição super-palatável, nutritiva e de alta densidade. Quando meus pacientes não têm muita vontade de comer, geralmente descobrem que podem ficar mais animados com um *shake* de proteína de chocolate ou mirtilo do que com um pedaço de carne ou peixe. Em longo prazo, o salmão ou outro alimento integral é uma opção mais satisfatória? Claro, mas no momento é mais importante ingerir proteínas.

Minha proteína em pó favorita para emagrecimento, manutenção e benefícios de desenvolvimento muscular é a **proteína do soro de leite**, o popular *whey protein*. É uma proteína completa, derivada do leite, e é facilmente absorvida pelo organismo. Em um estudo de 2010 que examinou os efeitos de quatro refeições à base de proteína sobre a insulina, a glicose, o apetite e a ingestão de alimentos, a proteína do soro de leite foi a clara vencedora. Quatro horas após a ingestão de uma das quatro proteínas estudadas (ovos, peru, atum e proteína de soro de leite) como refeição líquida, foi oferecido aos participantes um almoço em bufê. O grupo do soro de leite comeu significativamente menos do que os outros.[6] A explicação pode estar no fato de que as proteínas do soro de leite têm uma taxa de digestão e absorção mais rápida do que as outras, produzindo um pico rápido nos aminoácidos plasmáticos, o que pode levar a um aumento mais precoce dos hormônios da saciedade.

Existem dois tipos de proteína de soro de leite: concentrado de soro de leite e isolado de soro de leite. Prefiro o isolado porque tem maior teor de proteína, menos carboidratos e quase não contém lactose. Também é o mais fácil de misturar.

Há outras opções de proteínas:

- **A proteína da clara do ovo**, também conhecida como albumina, é uma proteína completa alternativa que não contém lactose. Tem pouquíssima gordura e carboidratos, mas tem uma textura granulada que a tornou menos popular do que a proteína do soro de leite.
- **A proteína de soja**, derivada dos grãos de soja, é considerada uma proteína completa. Entretanto, estudos demonstraram que a suplementação de proteína à base de soro de leite é superior para a construção muscular.[7]
- **A proteína de ervilha** é uma das proteínas em pó mais populares, mas é considerada uma proteína incompleta, pois tem baixo teor de metionina.
- **A proteína de colágeno em pó** também é uma proteína incompleta, com falta de triptofano. No entanto, ela pode ser benéfica em sua jornada de emagrecimento, pois demonstrou melhora na elasticidade da pele e no aumento da massa corporal magra.[8]

As proteínas completas são melhores?

Não, elas são apenas isso – completas. A proteína é feita de vinte "blocos de construção" chamados aminoácidos. Nosso corpo pode produzir onze deles (conhecidos como *aminoácidos não essenciais*), enquanto os outros nove (conhecidos como *aminoácidos essenciais*) devem vir da nossa dieta. Um alimento é considerado uma *proteína completa* quando contém todos os nove aminoácidos essenciais. As proteínas animais (aves, peixes, carne bovina, ovos, laticínios) e a soja são proteínas completas. As proteínas de origem vegetal (de legumes, nozes, sementes e grãos integrais) são incompletas.

Dito isso, você não precisa se preocupar em completar suas proteínas em cada refeição. Seu objetivo é uma ampla combinação ao longo do dia. Quando se trata de proteína em pó, o soro de leite pode ter o melhor desempenho geral, mas a palatabilidade e a capacidade de digerir bem uma proteína específica determinam o que é melhor para *você*.

Ideias de lanches ricos em proteínas

Iogurte grego (adicione linhaça moída para ter fibras!)
Queijo *cottage* com frutas vermelhas e amêndoas laminadas
Ovos recheados
Carne cozida (bovina ou de aves)
Enroladinhos de frango com tortilha *low carb*
Vitaminas proteicas — veja as receitas no capítulo 12!

GORDURA E CARBOIDRATOS: OS OUTROS MACRONUTRIENTES

Você provavelmente sabe que a proteína, a gordura e os carboidratos são os três macronutrientes dos alimentos. Para a maioria das pessoas que tomam medicamentos GLP-1, se você ingerir proteínas, pode deixar que **a maneira como seu corpo se sente** oriente a ingestão de gorduras e carboidratos.

Costumávamos pensar que a gordura nos engordava e obstruía nossas artérias. Agora sabemos que o açúcar e os carboidratos processados têm um impacto negativo muito maior sobre a nossa saúde do que a gordura, graças à pesquisa realizada por jornalistas incríveis como Gary Taubes, autor de *Açúcar: culpado ou inocente?* e muitos outros livros sobre os benefícios da alimentação com baixo teor de carboidratos, e médicos como o endocrinologista Robert Lustig, que escreveu *Fat Chance: Beating the Odds Against Sugar, Processed Food, Obesity, and Disease* (Contra todas as expectativas: derrotando o açúcar, a obesidade e os riscos da alimentação moderna, em tradução livre), entre outros títulos.

Para ***se sentir*** melhor, comece devagar com a gordura – não porque ela seja "ruim", mas porque você precisa descobrir como o seu corpo, apoiado pelo GLP-1, a tolera. Para alguns, qualquer tipo de gordura – mesmo a saudável – é um gatilho para problemas gastrointestinais nos primeiros dias. O diário alimentar o ajudará a identificar quais alimentos funcionam para você. Não tenha medo de que a ingestão de gordura atrapalhe o processo de emagrecimento – e não há necessidade de monitorar a ingestão de gordura, especialmente se você focar nas gorduras boas.

GORDURAS BOAS

✓ **Laticínios integrais:** a maioria das pessoas tolera bem e eles fornecem densidade calórica nas fases iniciais.
✓ **Naturais e saudáveis:** dê preferência a azeite de oliva, oleaginosas, abacate e proteínas ricas em ômega-3.

GORDURAS RUINS

⊗ **Gorduras + carboidratos:** evite pratos como *macarrão* Alfredo ou hambúrguer com batata frita — essas combinações têm mais chance de causar desconfortos gastrointestinais.
⊗ **Ultraprocessados ricos em ômega-6 inflamatório:** alimentos industrializados ricos em gorduras e óleos de sementes processadas (como biscoitos, batatas fritas, *cookies*, salgadinhos) contribuem para inflamação, resistência à insulina e doenças.

Meu relato: exagero de coisa boa

Só tive diarreia uma vez. Foi num restaurante espanhol, onde dividi vários pratos com frutos do mar cobertos de azeite e alho. As porções eram pequenas, mas meu corpo não aguentou tanto óleo. Passei a segunda metade da refeição no banheiro. Nada divertido.
— Jessica, 32 anos, durante sua primeira dose de Wegovy 1 mg

A ADVERTÊNCIA SOBRE CARBOIDRATOS

A maioria das pessoas não precisa restringir totalmente os carboidratos. Depois de aumentar a quantidade de proteína, você pode ouvir seu corpo quanto ao resto. Mas há algumas ressalvas a esse modo de pensar.

Primeira advertência: a qualidade dos carboidratos sempre é importante

Os medicamentos GLP-1 funcionam melhor, com o mínimo de efeitos colaterais, quando suas escolhas alimentares sustentam níveis estáveis de açúcar no sangue. Os carboidratos que têm o menor impacto sobre o açúcar no sangue são aqueles provenientes de alimentos integrais: vegetais, frutas, legumes e grãos integrais. Esses carboidratos estão ligados a fibras, o que diminui a velocidade com que se transformam em açúcar no organismo.

Os carboidratos que aumentam o nível de açúcar no sangue são os carboidratos brancos altamente processados: açúcar, pão, massas. Quando há um pico de açúcar no sangue durante o uso de GLP-1, o corpo consegue facilmente varrer o açúcar da corrente sanguínea, mas pode fazer isso em excesso, causando hipoglicemia relativa. Quando isso acontece, você pode sentir fome, fadiga, náusea ou tontura. Se tiver consumido esses carboidratos com muita gordura, você se sentirá ainda pior.

Portanto, embora a maioria das pessoas não precise contar ou restringir os carboidratos, você sempre se sentirá melhor se optar por alimentos integrais. E, mais uma vez, consuma a proteína em primeiro lugar para que os carboidratos fiquem naturalmente em segundo plano.

Segunda advertência: os carboidratos podem afetar a perda de peso

Cada pessoa tem seu próprio "ponto ideal" de carboidratos, a quantidade que pode ingerir e que a ajuda a se sentir melhor, a desfrutar da comida e a perder ou manter seu peso. Para algumas pessoas, o total de carboidratos é de 100 gramas por dia; para outras, é de 40 gramas; para outras ainda, é de 20. Meu objetivo ao compartilhar esses números não é incentivá-lo a controlar seus carboidratos, mas sim prestar atenção ao que funciona para *você*. O que funciona muito bem para uma pessoa pode não funcionar para outra.

Muitos dos meus pacientes com GLP-1, especialmente quando estão em sua jornada de manutenção, acham que um esforço mais consciente para limitar os carboidratos pode ser benéfico. A maioria nunca monitora seus macros, mas pensa no controle das porções. Alguns podem não ter problemas com vegetais, mas percebem que ganham peso se comerem mais de uma fruta por dia. Elas vão testando até encontrar o ponto ideal.

Alguns deles reduziram o consumo de carboidratos como uma ferramenta de manutenção. Por exemplo, meu paciente Benjamin era uma pessoa que comia de forma saudável e cujo peso havia entrado para a categoria de obesidade ao longo dos anos. Aos 35 anos, ele não conseguia emagrecer, não importava o que fizesse. Depois de um ano tomando semaglutida, ele estava de volta a uma zona de IMC saudável e passou para a manutenção com uma dose baixa. Sempre que seu peso tende a aumentar, ele faz uso de um contador de carboidratos e se limita a um total de 40 gramas por dia até que seu peso se estabilize na meta. É isso que funciona para ele.

Tenho pacientes com GLP-1 que não conseguem emagrecer ou emagrecem muito lentamente, a menos que restrinjam conscientemente os carboidratos. Em casos de disfunção metabólica, como diabetes tipo 2 ou SOP, a ingestão de baixo teor de carboidratos pode ajudar a acelerar o processo de cura. Além disso, para pessoas com intestino muito sensível, como as que sofrem de síndrome do intestino irritável (SII), inchaço ou doença de Crohn, a alimentação com baixo teor de carboidratos pode ser transformadora, corrigindo anos do que o gastroenterologista não conseguiu.

Recomendações para casos difíceis

Se após 3 meses você ainda enfrenta dificuldades para perder peso ou pensa em desistir, uma dieta com **baixíssimo carboidrato** (menos de 20 g por dia) pode ser uma alternativa.

Dicas para se sentir bem usando GLP-1s

1. Coma a proteína primeiro.
2. Evite ingerir muito líquido junto às refeições — isso reduz o espaço para os nutrientes.
3. Faça refeições regulares — não pule o café da manhã!
4. Pratique a alimentação consciente — perceba quando estiver satisfeito e pare.
5. Cuidado com a ingestão de gordura e carboidrato — são os principais responsáveis por desconfortos gastrointestinais (junto ao excesso de comida).
6. Tome suplemento de fibras se tiver problemas de regularidade intestinal.

FUNDAMENTO ALIMENTAR 2: ADICIONE LEGUMES E FRUTAS QUANDO A FOME VOLTAR

Você tem minha permissão como médica para não comer seus vegetais – no início.

No longo prazo, você dará as boas-vindas de volta ao seu grande prato de salada, à sua superporção de couve, mas quando começar a tomar GLP-1, as refeições e acompanhamentos vegetarianos podem ficar temporariamente fora dos limites. O medicamento torna a digestão mais lenta, e a fibra dos vegetais a torna ainda mais lenta. O resultado pode ser náusea e outros efeitos colaterais gástricos desagradáveis.

No longo prazo, os vegetais com baixo teor de amido voltarão a ser seus principais parceiros na saúde, depois das proteínas. As frutas poderão ser apreciadas. Os volumétricos serão mais uma vez úteis para mantê-lo satisfeito. Mas, nos primeiros 6 meses, ouça seu corpo. Coma sua proteína primeiro e adicione vegetais à medida que conseguir.

Posso comer quantas frutas e legumes eu quiser?

Frutas e legumes sem limites podem acumular muitos carboidratos. Pessoas jovens e ativas queimarão prontamente. Mas, se você for mais velho ou sedentário, até mesmo as frutas e os legumes podem interferir no processo de emagrecimento, especialmente se você economizar na proteína.

Uma amiga e colega minha tem uma alimentação supersaudável. Ela não conseguia entender por que não estava emagrecendo. Ela adorava preparar refeições na frigideira e enchia o prato de brócolis, cebola e milho, além de alguns pedaços de carne. Ela terminava uma refeição se sentindo saciada, mas sentia fome novamente uma ou duas horas depois. Sugeri que ela aumentasse a proteína e diminuísse os vegetais. Embora estivesse ingerindo menos alimentos, ela acabou ficando muito mais satisfeita e conseguiu emagrecer.

Finalmente, sobre as frutas: elas são deliciosas e uma ótima fonte de vitaminas e algumas fibras. Contudo, com exceção do bagaço, as frutas são cheias de açúcar, portanto veja-as pelo que elas são – uma fonte de carboidratos rápidos de qualidade, ótima para depois do treino ou como sobremesa. E, como sobremesa, é melhor consumi-las no final de uma refeição, não no início, para manter sua energia e fome estáveis.

FUNDAMENTO ALIMENTAR 3: NÃO PULE REFEIÇÕES

Jejuar o dia todo ou parte do dia tornou-se uma abordagem popular e respeitada pela medicina para otimizar a saúde. Mas, ao fazer uso de um GLP-1, pular refeições pode fazer você se sentir péssimo. Os GLP-1s reduzem o açúcar no sangue, mas isso significa que você precisa comer em intervalos regulares para abastecer o corpo. Além disso, você pode começar a se sentir trêmulo e fatigado, com dificuldade de raciocínio, e pode emagrecer muito rapidamente.

No entanto, comer constantemente também não será útil para você. Siga as duas orientações descritas a seguir para garantir que seu corpo e o nível de açúcar no sangue se mantenham estáveis.

Comer em janelas de 12 horas

Se você tomar o café da manhã às 8 horas, por exemplo, almoce e jante nas doze horas seguintes, terminando o jantar às 20 horas, e espere doze horas antes de comer novamente. Essa curta janela de jejum – que ocorre principalmente enquanto você dorme – dá ao sistema digestivo tempo para descansar. Os GLP-1s tornam esse tempo de descanso ainda mais importante, já que os medicamentos desaceleram e inicialmente estressam esse sistema.

Mais refeições, menos lanchinhos

Fazer três refeições por dia dá ao seu sistema digestivo, agora mais lento, tempo para fazer seu trabalho. Dito isso, o objetivo é sentir-se abastecido e satisfeito, portanto siga seu instinto. Se estiver quase com fome e precisar de um lanche, coma-o.

FUNDAMENTO ALIMENTAR 4: MANTENHA-SE HIDRATADO

É sempre bom manter-se hidratado. Com o uso de GLP-1, no entanto, você precisará ser mais consciente sobre a hidratação do que era no passado. As mesmas vias hormonais que regulam a fome regulam a sede, portanto, seu corpo pode precisar de água bem antes de você realmente sentir vontade.

Busque ingerir 2 litros por dia, e não precisa ser exclusivamente de água pura – café, chá e até mesmo um refrigerante zero ocasional podem contribuir para o total de litros; mas a ênfase deve ser na água.

Você também pode descobrir que precisa de eletrólitos. Se estiver bebendo água suficiente (e comendo o suficiente), mas ainda se sentir cansado ou tonto, ou se tiver cãibras musculares, talvez não esteja ingerindo sal ou outros minerais suficientes, também conhecidos como eletrólitos. Você pode comprar eletrólitos em pó com sabor para adicionar à água ou simplesmente adicionar uma pitada de sal e um toque cítrico a um copo de água uma vez por dia.

Meu relato: o socorro dos eletrólitos

Quando cheguei à dose mais alta de Wegovy, comecei a ter cãibras nos pés e sensação de frio nos pés nas 48 horas após a aplicação. Também tive fadiga. Tomar eletrólitos no dia da aplicação e no dia seguinte resolveu o problema.

— Jason, 43 anos, perdeu 22 kg com Zepbound

Por falar em hidratação... Posso ingerir álcool?

Pode, mas é possível prever que os efeitos colaterais negativos que você pode ter experimentado no passado durante e após o consumo de álcool serão piores durante o uso de GLP-1. O grau de piora depende de cada pessoa. Talvez você descubra que costumava se sentir bem após duas taças de vinho, mas agora só consegue tolerar uma. Portanto, comece devagar e prossiga com cautela. Você também pode ter menos vontade de beber. Os mesmos mecanismos que reduzem o desejo por comida com os GLP-1s também parecem reduzir o desejo por álcool. Se você beber, bebidas com baixo teor de açúcar – pense em vinho tinto seco e vodca com misturas sem açúcar – ajudarão a se proteger contra os efeitos colaterais.

COMEMORAÇÕES E REFEIÇÕES FORA DO PLANO

Mesmo no início de sua jornada com o GLP-1, nem todas as refeições serão um reflexo exato dos *Fundamentos da alimentação*. Haverá refeições especiais, guloseimas em feriados e dias em que você decidirá comer batata fritas.

Não chamo isso de "trapaça" ou "dia livre". Comer além de nossas necessidades nutricionais por prazer não é trapaça; é o que os humanos fazem às vezes, especialmente quando nos reunimos para comemorar. A vida é para ser vivida!

Porém, nos primeiros 6 meses, os GLP-1s só permitirão que você vá até certo ponto com a alimentação recreativa. Se você abordar essas refeições com uma atitude livre, provavelmente sentirá as consequências. Portanto, abandone aquela velha mentalidade de dieta que lhe diz: "Se você vai sair do plano, então é melhor desistir".

Ao comer fora do plano, introduza um novo elemento de cada vez. Em vez de aceitar o coquetel, o aperitivo frito, a entrada só com carboidratos e a sobremesa na sua primeira refeição comemorativa, **escolha um**. Não se trata de limitar as calorias, mas de experimentar para ver o que o seu intestino pode suportar, o que mudará com o tempo de uso do medicamento.

O que você come antes e depois da refeição fora do planejado é importante. Não "economize" e chegue faminto – você pode acabar comendo demais, rápido demais e passar mal, ou talvez não consiga encontrar nada apetitoso no cardápio. Você não conseguirá se divertir se passar mal durante a refeição ou ficar com fome; portanto, planeje com antecedência.

Se sabe que fará uma refeição fora do planejado, otimize sua próxima refeição para ajudá-lo a se sentir bem. (É para isso que serve o planejamento semanal de refeições!) Por exemplo, você pode preparar um ovo com queijo com antecedência para que esteja pronto para o café da manhã do dia seguinte. Ou, se você tiver um almoço importante agendado, tenha pronto em casa um caldo de osso bovino, que é de fácil digestão, para o caso de não ter fome suficiente para jantar.

UMA PALAVRA SOBRE ALIMENTAÇÃO INTUITIVA

Muitos profissionais promovem a alimentação intuitiva como uma forma saudável de se curar de dietas. Isso inclui satisfazer os desejos quando você os tem, com a ideia de que, com o tempo, os alimentos perdem o controle sobre você quando não são proibidos. Esses princípios ajudaram muitas pessoas em sua jornada para o bem-estar. No entanto, para quem está tomando GLP-1, eles podem ser uma armadilha. O que acontece se você desejar comer *cupcakes*, mas não tiver mais espaço no estômago para se alimentar? O que acontece se você não tiver apetite algum? Pode haver momentos em que a ingestão de proteínas não parece intuitiva, mas ainda assim você precisa fazer isso.

A escolha dos alimentos é extremamente importante nos primeiros 6 meses, para garantir que você receba nutrição e combustível suficientes. Você pode comer um punhado de batata frita e achar que sua fome está saciada, como alguns dos influenciadores do TikTok que eu vi, mas isso não é uma alimentação saudável – é um possível distúrbio alimentar.

Dito isso, três princípios de alimentação intuitiva funcionam muito bem para os usuários de GLP-1.

1. **Preste atenção à fome enquanto come.** A cada mordida, preste muita atenção em como você se sente para que possa parar quando estiver satisfeito. Muitos dos piores efeitos colaterais que as pessoas experimentam com os GLP-1s são causados por comer demais. Elas perderam a expectativa de saciedade e, portanto, não estão mais atentas aos seus sinais. Diminua a velocidade enquanto come para que possa "ouvir" sua saciedade e responda a ela baixando o garfo por alguns instantes. Se a refeição estiver deliciosa, não a desperdice – coma mais depois!
2. **Preste atenção em como você se sente nas horas após comer.** Os alimentos que você tolerou bem no passado, mesmo os saudáveis, podem não funcionar para você nos primeiros meses de uso do GLP-1. Todo mundo responde de forma diferente ao medicamento. Uma paciente minha, depois de 2 meses tomando a dose completa de Wegovy, estava vomitando várias vezes por semana, uma reação extrema e incomum. Ela estava convencida de que era "alérgica aos GLP-1s", até que voltamos e examinamos seu diário alimentar. Todas as vezes que comia a famosa salada de couve da Jennifer Aniston – várias vezes por semana, porque ela adorava –, ela vomitava mais tarde naquele dia. Seu organismo não conseguia mais tolerar a couve crua. Quando parou de comê-la, ficou bem. É nesse ponto que o diário alimentar pode ser muito útil nos primeiros meses, facilitando a identificação de padrões e a mudança de hábitos conforme necessário.

3. **Ao começar a incorporar os *Fundamentos da alimentação* em sua vida, seja gentil consigo mesmo.** A vida o obriga a fazer muitas escolhas complicadas e a alimentação é, às vezes, *a menos importante de todas elas*. Mantenha sua perspectiva e esqueça a tentativa de acordar e "ser perfeito". Os *Fundamentos* lhe dão uma direção a seguir. Não mude tudo sobre a maneira como você está se alimentando de uma só vez. Talvez comece reformulando seu café da manhã. Depois, quando isso parecer confortável, passe para a próxima mudança. Com o passar do tempo, à medida que a medicação muda sua biologia subjacente, as mudanças de comportamento virão naturalmente.

SUA BIOLOGIA SE ADAPTARÁ COM O TEMPO

O modo como você se alimenta 5 semanas após o início da jornada do GLP-1 não é o modo como você se alimentará 5 meses após o início da jornada, ou cinco anos após o início da jornada. Com o tempo, seu corpo se adaptará. Sua fome saudável voltará, e você poderá comer uma variedade maior de alimentos sem efeitos colaterais negativos. Sua saúde subjacente também melhorará, e você mudará o foco da perda de peso para a manutenção do peso, o que ampliará suas opções.

Os *Fundamentos da alimentação* são exatamente isso: uma base saudável a partir da qual você pode construir para se adequar à sua biologia e estilo de vida individuais. Também são um lugar seguro para retornar se seus exames ou a balança começarem a se mover na direção errada. Mas, no primeiro ano de sua jornada, mantenha-se atento. Não entre em pânico se, no início, sua dieta parecer extremamente limitada. Quando estiver em uma dose estável, em vez de ajustar continuamente a dose, o que e quanto você pode tolerar aumentará mês a mês. Alterar a dosagem também pode ajudá-lo a encontrar o equilíbrio certo entre comer para ter combustível, comer por prazer e comer para emagrecer. O objetivo principal de sua jornada com o GLP-1 é melhorar sua qualidade de vida, agora e no futuro, e desfrutar da comida é uma parte importante da equação.

CAPÍTULO 7

Fundamentos mentais

Os GLP-1s são medicamentos poderosos, mas você sabe o que é ainda mais poderoso e muito mais complexo? O cérebro humano. *Seu* cérebro. Quando os pensamentos negativos assumem o controle, eles podem levar a comportamentos que inviabilizam os processos físicos que estão finalmente preparados para estimular a perda de peso saudável. Você pode se autossabotar comendo demais ou ingerindo alimentos que sabe que não o ajudarão a ter sucesso. Pode atrasar a ingestão de medicamentos, pular doses, faltar a consultas médicas ou abandonar a medicação de uma vez por todas.

A primeira enxurrada de pensamentos negativos geralmente surge no que chamo de **Pânico dos 5 quilos**. É quando, com 5 quilos a menos, muitos de meus pacientes – homens e mulheres – começam a se autossabotar quando são dominados por conversas mentais como:

É aí que tudo desanda todas as vezes – eu chego a um patamar e perco o foco!

Isso está fácil demais – os medicamentos vão acabar parando de funcionar e eu vou fracassar.

Por que estou fazendo isso se sei que vou recuperar o peso?

E se eu perder o acesso ao medicamento no futuro? E depois?

O sinal de alerta que anuncia que entramos no *Pânico dos 5 quilos* é, muitas vezes, uma súbita evasão *dos Fundamentos do hábito*. Os pacientes pulam as pesagens, treinam de forma menos consistente ou não treinam, ou não cumprem o planejamento semanal das refeições. Se você se encontrar fazendo qualquer uma dessas coisas na marca dos 5 quilos ou mais, é hora de desacelerar e perguntar: *O que está acontecendo na minha cabeça?*

Meu relato: o Pânico dos 5 quilos

Teve uma semana em que não planejei minhas refeições e fiquei completamente perdida sobre o que comer. Voltei à mentalidade de dieta antiga — como se, se eu errasse uma vez, tudo estaria perdido. Acabei pulando o almoço, um velho hábito ruim. Me lembrei que o remédio está aqui para ajudar e que eu preciso comer de forma normal, sem obsessão. Não quero voltar a viver estressada com comida.

— Stephanie, 51 anos, curou dores nas articulações e resistência à insulina

O Pânico dos 5 quilos é real e razoável. Ele resulta diretamente de suas experiências com dietas no passado. Cinco quilos é um ponto de inflexão e o fim de muitos esforços de perda de peso. E a recuperação, como sabemos, é a regra, não a exceção, quando se trata de fazer dieta. O que eu lembro aos meus pacientes é que eles estão em uma nova jornada, com o apoio da medicina – e 5 quilos é apenas o começo. É muito cedo para projetar meses ou anos no futuro.

Mas há uma *segunda* razão poderosa para que esses pensamentos negativos comecem a surgir exatamente no momento em que você está obtendo sucesso. É porque esse também é o momento em que *os outros* começam a ver seu sucesso. Amigos e familiares podem elogiá-lo ou compartilhar preocupações bem-intencionadas. Se você disser que está tomando um GLP-1, eles provavelmente terão muitas perguntas e opiniões para compartilhar.

O controle do jogo mental não termina com o Pânico dos 5 quilos. É o maior desafio do processo de emagrecimento e, para muitos, é para toda a vida. Felizmente, assim como a medicina da obesidade oferece ferramentas para gerenciar os desafios físicos, a ciência cognitiva comportamental desenvolveu técnicas eficazes para nos ajudar a gerenciar o jogo mental. Vou compartilhar algumas dessas ferramentas neste capítulo, juntamente com outras estratégias eficazes que meus pacientes consideraram mais úteis para gerenciar as situações e as pessoas que os desencadeiam.

COMO OS PENSAMENTOS LEVAM À AÇÕES

Bianca, uma paciente minha de 24 anos, nunca passou pelo Pânico dos 5 quilos. Ela passou por sua fase de perda de peso com muita disposição e me procurou porque seu ginecologista sabia que eu tinha tido sucesso em ajudar pacientes com SOP, algo que estava atrapalhando sua vida empolgante e intensa na área de finanças em Nova York. Bianca também apresentava resistência significativa à insulina e estava cerca de 18 quilos acima do peso – e, em sua tenra idade, já sentia inflamações dolorosas nas articulações. Começamos com Wegovy e uma dieta com menos carboidratos. Sete meses depois, ela havia perdido o peso e revertido a SOP e a resistência à insulina. A dor nas articulações havia desaparecido. Reduzimos a dose para evitar que ela emagrecesse mais, e ela passou a fazer a manutenção.

Seu pânico veio no final da fase de emagrecimento, quando ela de repente começou a duvidar de todas as mudanças que havia feito. Ela estava preocupada que o tratamento que estava fazendo não fosse saudável ou fosse extremo, apesar do fato de que se sentia muito bem e estava fazendo três refeições por dia e lanchinhos. Seus exames laboratoriais e o novo IMC de 23 revelavam uma saúde ótima. Pedi que ela registrasse seus pensamentos negativos em um diário por uma semana para ver se conseguia identificar o gatilho – ou o que os terapeutas cognitivo-comportamentais chamam de "O evento".

EVENTO

- Fato neutro e indiscutível.
- Algo com o que todos concordariam.

PENSAMENTO

- Interpretação dos fatos.
- Pode variar muito de pessoa para pessoa.

SENTIMENTO

- Emoção gerada pelos pensamentos.
- Pode ser sentida fisicamente pelo corpo.

AÇÃO

- Decorrente dos nossos sentimentos.
- Pode ser uma ação física, mental ou até mesmo ausência de ação.

RESULTADO

- Consequência causada pelas nossas ações.
- Sempre está ligada ao pensamento original.

Algum evento – uma experiência ativa.ora em sua vida – havia levado Bianca a...

Um pensamento: seu novo estilo de vida foi um erro.

Um sentimento: ela se sentiu ansiosa e com o peito pesado, incerta.

Uma ação: ela estava pulando os controles de peso e comendo lanches que normalmente evitaria.

Uma consequência: a possível anulação do trabalho árduo que a levou a se sentir física e mentalmente melhor do que nunca.

Bianca logo percebeu que o "evento" desencadeador foi a reação de sua família às mudanças em seu estilo de vida. Bianca é hispânica, e as refeições da família giravam em torno de arroz branco e tortilhas. Esses eram dois alimentos que ela havia diminuído bastante, pois quando ingeria muitos carboidratos suas articulações doíam. Quando a família percebeu que ela estava deixando o arroz de lado, ficou curiosa no início e depois criticou. Em especial seu pai, que não parava de fazer comentários sobre seu novo peso. "Você está ficando esquelética", ele dizia a ela. Ela voltava para casa sentindo-se desanimada e rejeitada pelas pessoas que mais amava.

A conscientização é o primeiro passo para gerenciar o jogo mental. Os gatilhos emocionais que podem levá-lo ao colapso nem sempre são o que você espera. Tenho pacientes que me dizem que mal podem esperar pelo momento em que alguém os notará e elogiará pela primeira vez por sua perda de peso. Quando isso não acontece, eles se tornam inseguros e entram em uma espiral de pensamentos negativos. E esse é apenas um exemplo. Os gatilhos são exclusivos de cada indivíduo.

Meu relato: gatilhos

Cerca de um ano após minha perda de peso, uma colega de trabalho me chamou de "a mulher que encolheu". Acho que foi com boa intenção, mas isso me deixou desconfortável e me fez questionar tudo o que eu tinha feito.

— Betsy, perdeu 57 kg

Não adianta julgar a si mesmo por seus sentimentos. Você é livre para ter qualquer tipo de sentimento. A meta é interromper a reação em cadeia de um pensamento que gera um sentimento, que gera uma ação, que gera uma resposta negativa ou um resultado que não nos serve. Para tanto, é preciso descobrir a origem das emoções e que ações elas estão estimulando.

Esse é o caminho para *gerenciar seus gatilhos* e tornar-se *intencional em seus pensamentos.*

No caso de Bianca, primeiro ela teve de estabelecer alguns limites com sua família. Ela pediu ao pai que não falasse com ela sobre seu peso. Com receio de mais críticas, ela optou por não contar à família que estava usando um GLP-1.

Sua condição de saúde é assunto seu.
Seja seletivo ao contar a outras pessoas sobre sua jornada com GLP-1.

MUDE SEUS PENSAMENTOS NEGATIVOS EM DUAS ETAPAS

Primeiro, escreva seus pensamentos negativos à medida que forem surgindo. (Para obter uma planilha para *download*, acesse o QR Code abaixo.) Faça isso durante uma semana. Recomendo os seguintes *prompts*, inspirados na terapia cognitivo-comportamental:

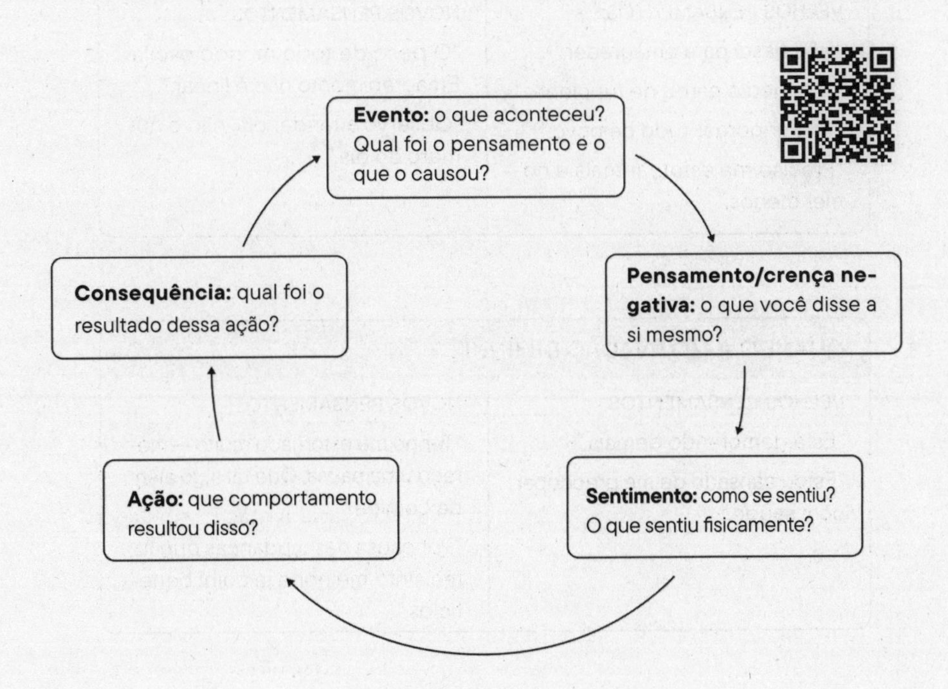

Em seguida, reconecte **os pensamentos negativos**. Para isso, você precisa desenvolver roteiros novos e mais saudáveis para substituir os antigos. Para ajudar a dar início a esse processo, pedi a alguns de meus pacientes que compartilhassem os pensamentos negativos que tiveram durante suas jornadas de emagrecimento. Alguns dos mais comuns estão incluídos a seguir, junto de alguns possíveis roteiros alternativos. Use-os para criar os seus próprios!

OS QUATRO PRINCIPAIS DESENCADEADORES DE PENSAMENTOS NEGATIVOS

Veja a seguir o que meus pacientes me dizem sobre as situações que despertam pensamentos negativos e os novos roteiros que aprenderam para substituí-los.

QUANDO O PESO ESTACIONA OU AUMENTA...	
VELHOS PENSAMENTOS:	NOVOS PENSAMENTOS:
"Não nasci para emagrecer." "O remédio parou de funcionar." "Vou engordar tudo de novo." "Preciso me esforçar mais e comer menos."	"O peso de todo mundo oscila. Emagrecimento não é linear." "Observo a tendência, não o número do dia."

QUANDO A MOTIVAÇÃO DIMINUI...	
VELHOS PENSAMENTOS:	NOVOS PENSAMENTOS:
"Está demorando demais." "Estou cansado de me preocupar com saúde."	"Tenho me esforçado muito — mereço uma pausa. Que tal algo além da comida?" "Por causa das mudanças que fiz, me sinto melhor e já colhi benefícios."

QUANDO HÁ PRESSÃO SOCIAL...	
VELHOS PENSAMENTOS:	NOVOS PENSAMENTOS:
"Minha família/amigos pensam menos em mim." "Não sou mais divertido(a)."	"Sou ótima companhia, independentemente do que há no meu prato."

QUANDO AS ROTINAS MUDAM OU VOCÊ ENTRA DE FÉRIAS...	
VELHOS PENSAMENTOS:	NOVOS PENSAMENTOS:
"Não tem problema sair da rotina, depois eu volto." "Agora que emagreci, posso comer o que quiser."	"Vou cuidar de uma refeição por vez." "Em tempos de mudança, os *Fundamentos* são ainda mais importantes."

Além desses pensamentos negativos gerais, há um *segundo* conjunto de pensamentos negativos que são específicos do uso do GLP-1. Eles geralmente são despertados por comentários de amigos ou por manchetes na imprensa. Aqui estão os quatro principais, juntamente aos roteiros para responder – seja aos seus próprios pensamentos ou às "perguntas de preocupação" de outras pessoas.

Você realmente quer tomar um medicamento para o resto da vida?

"Você diria isso a alguém que toma um medicamento para pressão arterial? A obesidade é uma doença, e sou grato por finalmente haver um medicamento eficaz para tratá-la – um medicamento que está provando ter vários benefícios para a minha saúde."

Esses medicamentos são muito novos. Como você sabe que eles são seguros?

"Esses medicamentos estão em uso há vinte anos, com um forte histórico de segurança. Essas histórias assustadoras que ouvimos falar são, na verdade, extremamente raras."

Por que você não se alimenta de forma saudável e se exercita?

"Porque, ao contrário do que ocorre com os GLP-1s, a ciência sugere que uma alimentação saudável e a prática de exercícios não levam à perda de peso em longo prazo."

Por que você simplesmente não aprende a aceitar seu corpo como ele é?
"Não se trata do meu tamanho. Trata-se de minha saúde e de como me sinto."

OTIMIZE SEU PROCESSAMENTO EMOCIONAL

Pensamentos e emoções negativos são estressantes. É por isso que muitas pessoas tentam escapar deles recorrendo à comida ou ao álcool. Você não pode mais fazer isso. Se quiser reconectar padrões de pensamento antigos e inúteis e descobrir a causa raiz das emoções negativas, você precisa estar disposto a passar um tempo com todos esses pensamentos e sentimentos desconfortáveis.

Mais uma vez, a ciência fornece ferramentas para enfrentar o desafio. Desde 1924, os neurologistas têm conseguido medir as ondas do cérebro. O que eles aprenderam é que nossos neurônios se movem em frequências diferentes, dependendo do que estamos fazendo. Há uma velocidade de onda ideal para mudar velhos padrões de pensamento e gerar novas percepções – e o que é ainda melhor, com a atividade certa, somos capazes de modular as ondas para levar nosso cérebro a esse estado. As máquinas de *neurofeedback* podem literalmente ajudar as pessoas a "retreinar seus cérebros" e nos fornecer informações sobre como obter resultados semelhantes sem as máquinas. Por exemplo, se as pessoas simplesmente fecharem os olhos e imaginarem algo tranquilo, em menos de meio minuto suas ondas cerebrais ficarão mais lentas.[1]

Existem cinco velocidades distintas de ondas cerebrais, mas as ondas alfa e teta são ideais para a integração de novas crenças e padrões. Atividades como ioga e estados meditativos mais profundos podem induzir ondas **teta** de sonho diurno. Seu cérebro produz ondas **alfa** quando está envolvido em atividades repetitivas que operam principalmente por meio da memória muscular – atividades nas quais você mal precisa pensar para concluí-las, como caminhar, tomar banho, pintar, cuidar do jardim, bordar, lavar a louça ou meditar. O problema é que, em nossa vida moderna agitada, terceirizamos, limitamos ou abandonamos muitas dessas atividades. Durante o processo de perda de peso, é importante que você encontre uma atividade de que goste e que produza essas ondas alfa e teta, e reserve um tempo para ela diariamente ou, pelo menos, semanalmente. Isso lhe dará espaço para processar emoções, reprogramar pensamentos e crenças negativos e, talvez o mais importante, relaxar.

Para estimular ideias, geralmente peço às pessoas que se lembrem do que gostavam de fazer quando eram crianças. Também pergunto o que seus avós faziam para relaxar à noite. Em seguida, peço a elas que criem uma pequena lista de opções específicas para que, quando estiverem no "modo lanche" ou simplesmente se sentindo ansiosas, possam pegá-las sem precisar pensar.

Isso é fundamental para gerenciar o jogo mental, de modo que, quando você tiver perdido o peso, também tenha feito algumas mudanças profundas na maneira de lidar com todas as ansiedades e obstáculos que o universo coloca em seu caminho[I].

Atividades para relaxar e desestressar

Você pode montar sua própria lista com atividades que ajudam a relaxar. Aqui vão algumas sugestões:

- Alongamento ou exercício físico.
- Ouvir música.
- Ler.
- Cuidar de si (banhos de imersão, *skincare* etc.).
- Tomar um banho de chuveiro relaxante.
- Dançar.
- *Hobbies* manuais (tricô, jardinagem, artesanato etc.).

I Alguns estudos indicam que os GLP-1s podem ter efeitos positivos na ansiedade e na compulsão alimentar. Mecanismos envolvidos: redução da compulsão alimentar por diminuir a resposta do cérebro à comida. Menor variação da glicemia, reduzindo sintomas de fadiga mental e crises de ansiedade. Melhora da autoestima com a perda de peso, reduzindo sintomas depressivos em alguns casos
A relação mais tranquila com a comida diminui a sensação de culpa associada à alimentação (N. Rev.).

Relato de paciente: Fred e os LEGOs

Fred contou que lutava para não comer à noite como forma de relaxar. Ele trabalha em tempo integral e cuida da mãe, que sofre de demência. Depois de cuidar das obrigações, tudo oque queria era se recompensar com *snacks* na frente da TV. Sugeri que encontrasse um hobby para ocupar as mãos e relaxar. Ele lembrou que adorava LEGOs quando criança e até tinha visto um kit que queria comprar. Estava com vergonha, mas eu o incentivei. Agora, em vez de comer por tédio, ele está montando LEGOs.

UMA ÚLTIMA REGRA PARA VENCER O JOGO MENTAL

Seja gentil consigo mesmo, sempre. Quase nunca tenho pacientes que vêm até mim e dizem: "Nossa, estou indo muito bem. Estou orgulhoso de mim mesmo". Em vez disso, eles me dizem que poderiam ter se esforçado mais, ou feito melhor, ou feito mais.

Não se trata de uma dieta que você está seguindo. Trata-se de um novo estilo de vida. Os tropeços fazem parte da jornada tanto quanto as vitórias. Registre-os e foque na próxima conquista.

SEÇÃO III

SUA VIDA COM GLP-1

CAPÍTULO 8

Um guia completo para se sentir bem enquanto emagrece com GLP-1s

Você está com a receita em mãos. E agora?

Seu sucesso com os GLP-1s requer muito mais conhecimento do que a mera aplicação do medicamento, que geralmente é a principal ajuda que você recebe do seu médico.

Eis aqui um guia que divide seu primeiro ano com GLP-1s em fases, com todas as informações e dicas importantes para que você se sinta bem em cada etapa, desde a primeira dose até a comemoração de suas conquistas!

FASE DE PREPARAÇÃO: AS SETE COISAS MAIS IMPORTANTES A FAZER ANTES DE COMEÇAR A TOMAR O MEDICAMENTO

1. ***Registre sua linha de referência*** em duas partes. Primeiro, **pese-se** e registre seu peso. Em segundo lugar, é importante que você faça **um exame de sangue completo** para ter um panorama de sua saúde metabólica antes de começar; converse sobre isso com o seu médico. No nível mais elementar, o exame deve incluir glicose no sangue (HbA1c e glicose em jejum), colesterol e triglicérides. Eu gosto de incluir hormônio estimulante da tireoide, enzimas hepáticas, função renal, insulina em jejum (para ajudar a identificar a resistência à insulina), vitamina D, vitaminas do complexo B, hemograma completo e estudos do ferro. Por fim, considere a possibilidade de obter leituras de referência da pressão arterial e da frequência cardíaca, especialmente se estiver tomando medicamentos para pressão arterial.

2. ***Mantenha os problemas gastrointestinais sob controle.*** Não inicie um GLP-1 se já estiver sofrendo de refluxo, constipação, diarreia ou cálculos biliares. Resolva esses problemas primeiro, seja junto a um médico ou fazendo alterações em sua dieta. (O ideal é que sejam as duas coisas!) Este é um ótimo momento para iniciar **a suplementação diária de fibras**, por exemplo, *psyllium*. Esse tipo de fibra aumenta o volume fecal, o que ajuda a manter a regularidade quando se come menos. Os produtos disponíveis no mercado variam muito em termos de sabor; portanto, agora é a hora de encontrar um que seja adequado ao seu paladar.
3. ***Hidrate-se, hidrate-se, hidrate-se.*** A desidratação e o consequente desequilíbrio de eletrólitos é um dos motivos mais comuns pelos quais os usuários de GLP-1 sentem fadiga nos primeiros meses. Como os GLP-1 afetam os sinais de sede, é fácil esquecer de beber água; assim, **comece agora a criar o hábito de beber pelo menos 2 litros de água diariamente**. Compre uma garrafa de água e deixe à vista – um sinal visual fácil para lembrá-lo de se hidratar.
4. ***Comece a trabalhar os* Fundamentos dos hábitos.** Pesagens diárias; diário alimentar/das emoções/fome; planejamento semanal de refeições. Quando fizer compras após o seu primeiro planejamento semanal de refeições, faça também um **estoque de alguns dos itens essenciais de venda livre** para tratar os efeitos colaterais mais comuns do GLP-1 (consulte as recomendações do kit de primeiros socorros na página 109).
5. ***Comece a trabalhar com os* Fundamentos da alimentação.** Ajuste sua programação para acomodar três refeições por dia e **estocar opções *saborosas* que lhe darão de 20 a 40 gramas de proteína** em cada refeição. Se o peito de frango simples e frio já não o empolgava antes do uso do GLP-1, com certeza não o empolgará depois. Assim, considere tanto o teor de proteína quanto a palatabilidade: o que você vai *gostar* de comer e que também contribuirá para o seu bem-estar?
6. ***Reinicie seu pensamento.*** Nos *Fundamentos mentais*, você aprendeu a reconectar os *scripts* cognitivos. Pode ser um exagero começar a fazer isso tão cedo no processo. Mas, nessa etapa, reserve algum tempo para reconhecer sua história passada de ganho de peso e dietas. Dê espaço para esses sentimentos, mas lembre-se também de que está tentando algo completamente novo, com a possibilidade de uma experiência e um

resultado completamente diferentes. **Confie na ciência e deixe o medicamento fazer seu trabalho.**

7. ***Para mulheres que menstruam: controle de natalidade à prova de balas.*** Embora isso não tenha sido estudado, com base em observações pessoais, a gravidez de surpresa parece ser um "problema" com os GLP-1s. Há razões possíveis, incluindo o impacto geralmente positivo sobre a fertilidade e a possível interrupção da eficácia das pílulas anticoncepcionais por conta de problemas gastrointestinais. Caso você não queira engravidar de jeito nenhum, **mude para um método contraceptivo ininterrupto**, tal como o DIU, ou **considere o uso de duas formas de controle de natalidade.**

LISTA DE COMPRAS: SEU KIT DE PRIMEIROS SOCORROS GLP-1

Estes são seus itens de primeira necessidade para controlar os sintomas à medida que você aumentaa titulação. Em caso de efeitos colaterais recorrentes, guarde-os em casa, mas também em sua bolsa ou mochila. Consulte o seu médico sobre a dosagem correta.

Suplemento de *psyllium*	Para regularidade gastrointestinal.
Bebidas ou pós eletrolíticos sem açúcar	Para fadiga, tontura e cãibras musculares geralmente causadas por desidratação.
Proteína em pó ou bebidas proteicas pré-fabricadas	Para obter calorias rápidas, saborosas e de qualidade quando não estiver com vontade de comer, misture com água, laticínios ou alternativas ao leite, dependendo do que seu estômago suportar melhor.
Simeticona (p. ex., Luftal®)	Para gases ocasionais.
Antiácidos (p. ex., Eno® ou Estomazil®)	Para refluxo e problemas estomacais em geral.
Caldo de ossos	Eletrólitos, colágeno e gordura. É bom se nutrir bem caso tenha náuseas.
Leite de magnésia	Para constipação, conforme necessário.
Glicinato de magnésio	Para prevenção diária da constipação.

(continua)

Polietilenoglicol (p. ex., PEG 4000®)	Para prisão de ventre, conforme necessário.
Loperamida (p. ex., Imosec®)	Para diarreia ocasional.
Famotidina (p. ex., Famox®)	Para alívio rápido de refluxo ácido; melhor para casos ocasionais de refluxo.
Vitamina B6	Para prevenção e tratamento de náuseas.
Cápsulas de enzima de mamão (Papaína)	Em caso de arrotos com odor de enxofre (essa recomendação tem menos evidência científica, mas pacientes relatam que ajuda).

O QUE SABER ANTES DA APLICAÇÃO

É mais provável que você sinta efeitos colaterais, inclusive fadiga, durante as primeiras 48 a 72 horas após a aplicação.

Quintas e sextas-feiras são as principais opções de dia de aplicação para muitos pacientes, pois isso permite que eles aproveitem a programação mais tranquila do fim de semana para lidar com quaisquer efeitos colaterais. E, no final da jornada, eles ficam felizes com a maior eficácia do medicamento no fim de semana, quando é mais provável que façam escolhas alimentares espontâneas.

Você pode tomar a dose a qualquer hora do dia, mas tenha muito cuidado ao se hidratar e consumir proteína nesse dia e no dia seguinte.

O fato de você aplicar o medicamento no abdome, na coxa ou no braço *não* afetará a sua experiência com os medicamentos, apesar do que as pessoas possam relatar por aí sem comprovação científica! Você metabolizará o medicamento da mesma forma em qualquer um dos três locais de aplicação. Escolha o local que seja mais fácil para você.

Não dói nada! O medicamento será injetado na gordura subcutânea, não no músculo, com uma agulha muito fina. De vez em quando você pode sentir uma dor sutil e transitória, mas nunca tive um paciente que parasse por causa disso, mesmo aqueles que ficavam nervosos com injeções no passado.

Meu relato: superando o medo de agulhas

Não contei isso à Dra. Sowa no início, mas tenho muito medo de agulhas. Pedi para minha parceira fazer as primeiras aplicações porque eu estava muito nervoso. Quando vi como era fácil, comecei a aplicar sozinho.

— Justin, 40 anos, emagreceu 5,4 kg com Zepbound nos 2 primeiros meses

Para obter informações específicas sobre sua caneta injetora, consulte a bula e seu médico para obter orientação.

FASE I: O PERÍODO DE TITULAÇÃO

O uso de GLP-1 não inicia com a dose terapêutica total. Se isso acontecesse, você ficaria muito doente. Em vez disso, sua dose é aumentada gradativamente a cada mês – um processo chamado *titulação*. Por exemplo, o Wegovy tem cinco etapas de dose disponíveis, e o Zepbound tem seis. Isso ocorre porque os agonistas duplos do Zepbound são mais bem tolerados pelo organismo, possibilitando uma dose mais alta. Diferente do Wegovy, o Zepbound não tem uma dose terapêutica definida; você começa com 2,5 mg e aumenta até atingir a dose que funciona melhor, sendo 15 mg a dose mais alta disponível. Muitos clínicos abordam o Wegovy da mesma forma, mas, em minha experiência, a maioria das pessoas tem melhores resultados com a dose máxima de 2,4 mg.

Alguns indivíduos podem precisar de uma titulação mais lenta; outros podem nunca precisar da dose completa. O ponto principal que orienta essas decisões é que queremos que o medicamento seja *eficaz*.[I] Muitas operadoras exigem uma segunda autorização prévia aos três meses; se o paciente não

---

I Os diferentes medicamentos da classe dos GLP-1s têm tempos de ação distintos, e isso pode impactar a velocidade dos resultados.
Semaglutida (Ozempic, Wegovy): ação mais potente, efeitos perceptíveis nas primeiras semanas. Liraglutida (Saxenda, Victoza): ação diária, pode demorar mais para estabilizar os efeitos. Dulaglutida (Trulicity): administração semanal, efeitos semelhantes à semaglutida, mas com início mais lento. Então, não compare sua resposta ao tratamento com a de outras pessoas. Cada medicamento tem um perfil diferente, e, se os efeitos demorarem a aparecer, converse com seu médico sobre possíveis ajustes na dose. (N. Rev.).

tiver perdido 5% de seu peso corporal total nesse momento, as operadoras consideram o medicamento ineficaz e podem negar a cobertura. Em minha prática, prefiro que os pacientes percam 10% do peso corporal em quatro meses, e administramos a titulação com essa meta em mente.

Para quase todo mundo, os efeitos colaterais são controláveis!

A titulação até a dose total, à medida que seu corpo se ajusta, é a parte mais difícil da jornada do GLP-1. Mas, para a maioria dos pacientes, um programa prático de autocuidado torna esse período completamente gerenciável.

Jessie, 32 anos, já havia experimentado os GLP-1s uma vez quando me procurou. Na primeira vez ela desistiu, pois nas primeiras semanas de uso dos medicamentos teve diarreia e dores de estômago terríveis. Quando conversou com seu médico, ele continuou dizendo que ela estava comendo demais. Esse conselho inespecífico fez com que ela se sentisse constrangida, em desespero e desamparada.

Quando ela me procurou e me contou sua história, eu a convenci a fazer uma segunda tentativa com os medicamentos – com uma preparação cuidadosa. Revisamos a escala de fome, e ela aprendeu a prestar muita atenção em como estava se sentindo durante uma refeição. Também criamos um protocolo diário com um suplemento de fibras e um probiótico. Como ela viaja com frequência a trabalho, montou uma "bolsa de viagem" completa para controlar os efeitos colaterais, de modo a estar preparada para qualquer situação.

Quando começou a tomar Zepbound, Jessie ainda teve um quadro de diarreia após as primeiras doses. Mas dessa vez ela não entrou em pânico. Ela consultou seu diário alimentar e viu que as refeições com alto teor de carboidratos sempre precediam seus piores problemas gastrointestinais. Durante o aumento gradual da dose, ela evitou frituras e carboidratos processados. Essas mudanças, juntamente com a ingestão consistente de fibras pela manhã, mantiveram a diarreia totalmente sob controle. Agora ela está tomando a dose completa de Zepbound, sentindo-se muito bem e a caminho de um peso saudável.

Se Jessie – cujos problemas gastrointestinais estavam entre os mais extremos que já vi – conseguiu controlar seus efeitos colaterais, acredito que quase todos podem.

Cada experiência é diferente

Se você tiver apenas efeitos colaterais leves durante a titulação, é sinal de que o medicamento está funcionando! Você está no grupo de sortudos que toleram os GLP-1s com extrema facilidade.

Se você tiver efeitos colaterais moderados a extremos, também significa que o medicamento está funcionando! Não se trata de um sinal de que você é "alérgico" ao medicamento ou de que ele é incompatível com seu corpo. Os efeitos colaterais, às vezes até muito desconfortáveis, são normais, e você aprenderá a lidar com eles. E, após o período de titulação, é provável que eles desapareçam por completo.

Lista de verificação da nova dose

A primeira semana com uma nova dose é sempre a mais difícil. Sua melhor chance de controlar os sintomas é reservar algum tempo para planejar antes da injeção.

Pense nisso como uma nova rotina de autocuidado. Nos dias que antecedem a ingestão de uma dose mais alta, sirva-se de uma xícara de chá, sente-se com seu calendário e seu diário alimentar e faça a lista a seguir:

Olhe adiante em sua agenda. O que está por vir na próxima semana? Antecipe-se aos possíveis desafios se preparando ou alterando sua programação. Não há problema em tomar a dose um dia antes ou alguns dias depois se isso o ajudar a evitar possíveis armadilhas – por exemplo, talvez você não queira tomar a nova dose no dia mais atribulado ou estressante da semana.

Revisite seu diário alimentar e o das emoções. Dedique algum tempo para se aprofundar em seus registros. Se perceber que está deixando a desejar, volte a se empenhar. Você identificou alimentos ou situações que desencadeiam consequências negativas?

Releia os *Fundamentos da alimentação* para que todas as suas melhores escolhas estejam sempre em mente.

Planeje as refeições da semana. Você já está fazendo isso todas as semanas, mas planeje as refeições para as semanas de novas doses com cuidado especial. Talvez você não tenha muito interesse em preparar alimentos (ou comer) durante o ajuste da dose; portanto, certifique-se de levar isso em consideração planejando refeições fáceis de preparar que forneçam a proteína de que você precisa por meio de alimentos de que você gosta.

Dicas para se sentir bem nas 72 horas após uma nova dose

Reforço de orientações já conhecidas

1. Coma primeiro a proteína.
2. Se estiver se sentindo cheio rápido demais, procure beber menos líquido nas refeições e evitar bebidas gaseificadas.
3. Faça refeições regulares – **não pule o café da manhã!**
4. Pratique alimentação consciente – perceba quando estiver satisfeito e pare.
5. Controle a ingestão de gorduras e carboidratos – os principais culpados por desconforto gastrointestinal.
6. Tome suplemento de fibras se tiver problemas intestinais.
7. Tome suplemento de eletrólitos diariamente.

Autoavaliação após duas semanas

Após duas semanas com uma nova dose, pergunte a si mesmo se os efeitos colaterais foram minimamente resolvidos para que você se sinta confortável. Caso contrário, talvez seja hora de conversar com seu médico. Para agilizar o processo, muitos médicos prescrevem com antecedência um cronograma que pressupõe uma nova dose a cada mês, com apenas uma recarga por dose. No entanto, se ainda estiver sentindo efeitos colaterais moderados a intensos com a dose atual, deve esperar para aumentar a dose. Não tenha medo de se manifestar e perguntar ao seu médico se pode diminuir o ritmo da titulação.

Meu relato: aumente a dose no seu próprio ritmo

Eu tinha uma viagem para a Disney marcada na mesma semana em que deveria passar de 1,7 para 2,4 mg de Wegovy. Tive efeitos colaterais bem significativos na etapa anterior, incluindo fadiga nas 48 horas após a aplicação, então pedi para continuar com a dose de 1,7 mg por mais um mês. Não havia motivo para ter pressa.

— Sara, 46 anos, eliminou 11,3 kg e continua emagrecendo

Guia dos efeitos colaterais mais comuns

NÁUSEA

Prevenção diária: hidrate-se com água, bebidas eletrolíticas sem açúcar ou caldo de osso bovino com sal. Dose diária considerável de vitamina B6 (15 a 50 mg). A maior parte das causas pode ser evitada com a redução do consumo de carboidratos e gorduras e não comendo além da quantidade necessária.

Tratamento conforme necessário: Zofran ocasional. Trata-se de um medicamento antináusea de prescrição obrigatória. Use-o apenas para náuseas ocasionais e graves, pois pode causar prisão de ventre como efeito colateral.

DIARREIA

Prevenção diária: o suplemento diário de *psyllium*, uma fibra insolúvel, aumentará o volume fecal, mas é bom equilibrar com uma fibra solúvel; desse modo, procure um suplemento que tenha ambas.

Tratamento conforme necessário: hidrate-se com água e caldo de osso bovino. Tome Imosec (loperamida) conforme necessário. Caso a dose máxima diária não estiver melhorando os sintomas ou se você precisar usá-lo por mais de alguns dias, converse com seu médico.

PRISÃO DE VENTRE

Prevenção diária: tome o suplemento de *psyllium* diariamente e aumente a ingestão de água. Considere também a ingestão diária de magnésio glicado na dose de 10 mg na hora de dormir (como bônus, ele pode ajudar com o sono).

Tratamento conforme necessário: leite de magnésia ou MiraLAX na hora de dormir até que as fezes se normalizem (não faça isso por mais de uma semana, a menos que um médico recomende).

DOR DE CABEÇA
Prevenção diária: hidrate-se com água e bebidas eletrolíticas sem açúcar, ou o caldo de osso bovino com sal.

Tratamento conforme a necessidade: aumente a hidratação com eletrólitos e controle dor com Tylenol ou Advil.

REFLUXO ÁCIDO
Prevenção diária: identificar e evitar alimentos desencadeadores.

Tratamento conforme a necessidade: o refluxo ocasional pode ser tratado com famotidina ou antiácidos, mas, se o refluxo estiver ocorrendo mais de 3 ou 4 vezes por semana, converse com seu médico, que poderá prescrever o uso diário de omeprazol por um período de tempo. O omeprazol está disponível sem receita médica, mas pode haver problemas com o uso diário em longo prazo, portanto vale a pena conversar com seu médico.

Visitar a Disney World – ou embarcar em qualquer outra viagem grande e cheia de atividades – na mesma semana de uma nova dose seria difícil! Todavia, com um pouco de planejamento é possível administrar quase tudo na vida, mesmo durante a titulação. Caso você tenha fadiga como efeito colateral, programe cochilos e momentos de silêncio. Se a náusea for um problema, tenha eletrólitos, vitamina B6 e até mesmo Zofran à mão. A cada dose você saberá mais sobre seu perfil pessoal de efeitos colaterais e quais truques funcionam melhor para manter os problemas sob controle.

O EFEITO COLATERAL EM POTENCIAL QUE SEU MÉDICO TEM MENOS PROBABILIDADE DE MENCIONAR

Três meses após iniciar o programa, minha paciente Anne escreveu no diário que se sentia triste à tarde. Ela me disse que, no passado, um lanche após o meio-dia sempre a ajudava a superar essa dificuldade emocional diária, mas agora isso não estava funcionando para ela; fora das refeições, ela não tinha vontade de comer.

Anne estava lidando com algo que vejo em muitos pacientes nos primeiros meses de uso do GLP-1: *anedonia*, ou uma sutil falta de prazer. Muitas pessoas usam a comida como sua fonte diária de prazer, uma dose rápida de dopamina que as faz se sentir recompensadas e relaxadas. Quando o Wegovy ou o Zepbound reduzem temporariamente o prazer que elas obtêm da comida, elas sentem um vazio.

Meu relato: vontades emocionais

Quando o trabalho não ia bem, eu me sentia um pouco pra baixo e ia até a cozinha buscar um lanche à tarde –meu velho hábito para me animar. Mas aí eu abria a geladeira e nada parecia apetitoso. Voltava para a minha mesa meio desanimada, sem saber o que fazer.

— Anne, 38 anos

Quando a dosagem é estabelecida, seus alimentos favoritos se tornam novamente palatáveis e a anedonia desaparece. E, a essa altura, eles também encontraram outras fontes rápidas de prazer para não dependerem apenas da comida.

Explore novas fontes de prazer

Anne decidiu comprar um bule bonito e alguns chás interessantes. Agora, quando chega a hora da calmaria da tarde, ela prepara uma xícara e passa alguns minutos observando os pássaros pela janela dos fundos. Tive outro paciente cuja maneira favorita de relaxar era fazer biscoitos. Ela não parou totalmente, mas passou a fazer presentes para outras pessoas e também retomou um antigo *hobby*, o tricô. Outro paciente se juntou a um clube de *paddleball* porque não via mais graça na cerveja, o que tornava as idas a bares muito menos divertidas.

Se estiver se sentindo vazio ou deprimido porque a comida se tornou menos interessante, pergunte a si mesmo **que interesses você poderia retomar ou explorar**. Aqui vão mais algumas ideias:

- Ouvir música.
- Praticar ioga ou meditação.
- Desenhar, colorir ou pintar.

- Caminhar ao ar livre ou sentar-se ao sol.
- Aprender a ler oráculos.
- Participar de um clube, como um clube do livro ou um grupo de jogo.

Tempo de processamento emocional

Se a comida tem sido um mecanismo de enfrentamento, talvez você também precise lidar com as emoções subjacentes que surgem durante esse período. (Consulte o capítulo 7 para atividades que apoiam o processamento emocional.) O registro de pesagem e o diário alimentar podem ser especialmente úteis para nos ajudar a trazer à tona e lidar com as emoções negativas. Esse hábito, por si só, permite que a maioria dos meus pacientes cresça e aprenda durante a titulação e depois dela. Se você achar que isso não é suficiente, considere a possibilidade de procurar um confidente ou psicólogo para conversar sobre as emoções negativas.

Fase II: a dose constante

Depois que o período de titulação termina, dentro de 4 a 6 meses, os efeitos colaterais desaparecem para a maioria das pessoas. Isso é bom e, ainda assim, pode causar certo pânico.

"Parou de funcionar!", um paciente me diz quando nos encontramos para uma avaliação após 6 meses. "Nunca mais tive náuseas e, nesta semana, senti fome todos os dias!" [II]

A angústia pode ser significativa. As pessoas perdem o senso de controle, e velhos roteiros mentais vêm à tona: "Para mim é impossível manter um peso saudável" ou "Sei que o medicamento só não funciona comigo".

Eu levo o tempo que for necessário para tranquilizá-los com os fatos: a náusea é um *efeito colateral*. Sim, ela impede a ingestão de alimentos, mas manter a sensação de náusea não é a forma como os GLP-1s devem funcionar em longo prazo. Quando a náusea desaparece, os agonistas continuam a fazer seu trabalho, enviando mensagens de saciedade ao cérebro. Eles ainda

---

II Ver nota VII na página 29. (N. Rev.).

retardam a digestão, mantendo o alimento no estômago por mais tempo para que você se sinta saciado por um período maior. A fome que retorna é saudável e normal. As pessoas geneticamente predispostas a serem magras ainda sentem fome – fome esta que é saciada com uma refeição.

"Você ainda está cheio depois de comer?", pergunto a eles. Inevitavelmente, a resposta é sim. O medicamento está funcionando. O peso deles continua na tendência decrescente.

Segure no corrimão – os *fundamentos*

Quando *você* chegar a essa parte da jornada, aprenda com meus pacientes e tente não entrar em pânico. Esse é seu novo normal. Se entrar em pânico, use os *Fundamentos dos hábitos* e *da alimentação* para se estabilizar. O que você está sentindo são sinais saudáveis de fome. Esperamos que você esteja trabalhando nos *Fundamentos da alimentação* desde o primeiro dia, mas, caso não esteja, agora é a hora de se apoiar.

O mesmo acontece com os *Fundamentos dos hábitos*. Use seu diário alimentar para conhecer seus novos padrões, especialmente no que diz respeito à fome, e procure por quaisquer problemas emocionais ou efeitos colaterais persistentes que possam estar te atrapalhando no objetivo de se alimentar bem e de forma consistente.

Relato de paciente: quando os efeitos colaterais extremos persistem

Para alguns pacientes, os efeitos colaterais continuam mesmo após o ajuste da dose – mas eles decidem que vale a pena conviver com isso pelos benefícios à saúde. Daniel, um talentoso escritor, decidiu buscar o gerenciamento médico de peso após um susto grave na saúde: uma embolia pulmonar. "Isso me fez sentir urgência em cuidar melhor da minha saúde", disse ele. Aos 53 anos, ele sofria de apneia do sono e hipertensão. Após exames laboratoriais, foi diagnosticado com pré-diabetes e síndrome metabólica. Seu IMC era de 37, com 122 kg.

Daniel começou a usar Wegovy, aumentando a ingestão de proteínas e vegetais. A cada dose, sentia diarreia intermitente – mas que passava. Após dois meses usando a dose mais alta de Wegovy, a diarreia voltou com

força. Nenhuma solução funcionava. A colonoscopia mostrou que o intestino estava saudável, mas muito sensível ao medicamento. Reduzimos a dose e o problema desapareceu.
Mais tarde, quando houve um platô no peso, tentamos subir a dose novamente – e os sintomas voltaram. Nesse momento, tivemos uma conversa: Os benefícios da dose maior valiam a inconveniência da diarreia ocasional? Ele decidiu que sim. Continuou por mais alguns meses na dose de 2,4 mg de Wegovy. Quando o Zepbound foi aprovado pela FDA, ele fez a troca – e os efeitos colaterais desapareceram imediatamente.
Daniel perdeu 32 kg no total, terminando com um IMC de 28. Seus níveis de glicose voltaram ao normal, e a apneia e a hipertensão desapareceram.

FAÇA SEUS EXAMES APÓS 6 MESES E COMEMORE!

Lembra-se de como você obteve os exames laboratoriais de referência? Em 6 meses, ou depois de emagrecer cerca de 18 quilos (o que ocorrer primeiro), faça os exames novamente.

Você deve observar uma melhora em todos os biomarcadores da síndrome metabólica e da inflamação – com a possível exceção do colesterol. Às vezes, o LDL realmente aumenta após a perda de peso por conta da liberação de gorduras na corrente sanguínea. Não se desespere! Continue se alimentando com base nos *Fundamentos da alimentação* e faça os exames novamente dentro de 4 a 6 meses.

A melhor sensação que tenho como médica é dar a notícia ao paciente de que seus dados sobre enzimas hepáticas, açúcar no sangue e colesterol estão todos normalizados. Colocar o diabetes tipo 2 em remissão e reverter a síndrome metabólica – esse é o meu "porquê" de estar no campo da medicina da obesidade.

Refaça os exames para verificar se eventuais alterações encontradas nos exames iniciais foram resolvidas com a suplementação ou o tratamento.

OBSTÁCULOS EMOCIONAIS COMUNS

A jornada do GLP-1 é tanto física quanto psicológica. Veja a seguir alguns dos obstáculos mais comuns que os pacientes enfrentam em seu primeiro ano dentro do tratamento.

Principais barreiras emocionais comuns

- A primeira aplicação
- Adeus, pratão de salada
- O Pânico dos 5 quilos
- Seu primeiro platô
- "Não está mais funcionando!"
- Perda de cabelo – e agora?
- A sabotagem final dos 5 quilos

A primeira aplicação

Muitas pessoas pegam a prescrição e ficam com medo, tanto por causa de suas experiências anteriores de tentativa de emagrecimento quanto por estarem fazendo algo novo. Para se preparar para o sucesso, reconheça seus medos e assuma o compromisso de se informar sobre esse novo método. Em seguida, siga em frente. Se você teme agulhas, peça a um ente querido que faça a aplicação.

Adeus, pratão de salada

De repente, o pratão de salada ou vegetais que você equiparava a uma alimentação "saudável" ou "limpa" no passado não te atrai mais ou causa desconforto gastrointestinal. Durante semanas, você pode comer principalmente proteínas, talvez às vezes (ou frequentemente) em uma forma processada e adoçada artificialmente, tal como um *shake*, porque é o que seu estômago tolera, ou você acaba desenvolvendo uma aversão temporária à carne. Às vezes os pacientes lutam com a sensação de que estão comendo de forma *menos* saudável do que antes. Lembre-se de que isso é temporário. O mais importante nesses primeiros meses é não deixar que as calorias diminuam tanto a ponto de você emagrecer de forma muito rápida. Apenas durante esse curto período da sua vida, não se preocupe em "ter de comer seus vegetais diários". Coma proteínas, complemente com fibras, coma vegetais cozidos ou em porções menores e espere adicionar vegetais em maior volume assim que puder – para a maioria, por volta dos 6 meses.

O Pânico dos 5 quilos

Descrevi esse marco comum em detalhes no capítulo 7: o momento em que, depois de emagrecer cerca de 5 quilos, as pessoas geralmente entram em pânico. Em primeiro lugar, foi nesse momento que as coisas desmoronaram para elas no passado. E, em segundo lugar, é quando as outras pessoas começam a notar a perda de peso, fazem comentários e perguntas. A autoconsciência combinada com a história passada abre as portas para o pensamento negativo. Eles começam a prever o fracasso no futuro, o que leva à sabotagem no presente. Se isso acontecer com você, diminua a velocidade e respire. Você está no início do processo. É muito cedo para saber como será o futuro.

Seu primeiro platô

Em algum momento, em alguns meses, a perda de peso inevitavelmente diminui e pode parar temporariamente. Você pode até registrar algum ganho de peso. Isso é normal. Nenhum processo de emagrecimento é linear. Continue trabalhando os Fundamentos. Não pare de se pesar. A tendência voltará a se mover na direção certa – e esse platô decerto não será o último.

"Não está mais funcionando!"

Em algum momento entre o terceiro mês de titulação e um ano após o uso de uma dose constante, você começa a sentir fome novamente; pode antecipar a próxima refeição e sentir algum ruído alimentar. Isso não significa que a medicação parou de funcionar. Dê as boas-vindas à sua fome enquanto continua a seguir os *Fundamentos da alimentação*. Seu metabolismo está funcionando de forma saudável, e você continuará a perder ou manter o peso.

Queda de cabelo, meu Deus!

Os GLP-1s não causam queda de cabelo, mas a perda de peso sim. O termo científico para isso é *eflúvio telógeno*. É o mesmo fenômeno que causa a queda de cabelo após o parto, no qual um evento estressante (no sentido de que usa muitos recursos do corpo) faz com que o cabelo passe da fase de crescimento (anágena) para a fase de "repouso" (telógena) e, em seguida, caia. Meus pacientes geralmente notam isso por volta de uma perda de 18 quilos, ou 3 a 4 meses de sua jornada com o GLP-1. Isso pode durar até 6 meses, mas o cabelo geralmente volta a crescer por conta própria. As deficiências nutricionais, inclusive a ingestão muito baixa de proteínas, podem piorar a queda de cabelo. Em geral, o ciclo capilar volta ao normal em 6 meses.

A sabotagem dos últimos 5 quilos

Por volta de um ano de tratamento – com alguma variação de meses para mais ou para menos – a maioria das pessoas já está bem próxima de atingir sua meta mais importante – uma perda total de 15 a 20% do peso corporal inicial. Seus indicadores de saúde melhoraram e elas se sentem muito bem. Elas estão se aproximando do ponto em que não conseguirão emagrecer sem fazer mais mudanças no estilo de vida. Às vezes paramos por aqui, mas muitas vezes as pessoas têm em mente uma meta de peso que ainda não alcançaram. Nesse ponto, elas começam a se sabotar com mentalidades antigas de dieta. Elas dizem a si mesmas: "*Amanhã farei melhor, para que eu possa perder mais 2/5/7 quilos*". Se tentar emagrecer mais quilos traz à tona velhas mentalidades negativas ou faz com que você sinta que uma alimentação saudável normal não é suficiente ou que precisa "se esforçar mais", é hora de parar.

COMO POSSO SABER QUANDO ACABAR?

Após cerca de um ano em uma dose constante, a maioria das pessoas parará de emagrecer. Para alguns, esse é o ponto natural para encerrar a fase de emagrecimento e passar a planejar a manutenção sustentável ao longo da vida. Falaremos sobre o que isso significa no capítulo 12.

Para muitos outros, "Como saberei quando terminei?" é uma pergunta mais difícil de responder.

Minha paciente Margaret, de 26 anos, ficou extremamente desapontada quando chegou ao fim de um ano com um IMC de 28. Do ponto de vista médico, ela havia feito uma transformação incrível. Ela havia começado sua jornada com uma obesidade significativa e, um ano depois, estava com um peso que não representava mais um risco à saúde, confirmado por exames laboratoriais que mostravam um pico de saúde metabólica. Mas ela estava preocupada com o que chamava de "pneu", dizendo que isso tornava sua vida amorosa desconfortável.

Estava na hora de Margaret fazer a transição de uma jornada de perda de peso para uma nova jornada para enfrentar suas inseguranças relacionadas ao peso. Eu a encaminhei a um terapeuta, que a ajudou a desenvolver uma autoestima saudável em seu peso atual.

Meu paciente Andrew representa outro extremo. Ele era encorpado e vinha ganhando peso de forma constante após o ensino médio, mas não se incomodava com seu tamanho. Ele levantava pesos e se sentia saudável com 102 quilos, mas, durante a pandemia, tornou-se sedentário e engordou 32 quilos. Em seu *check-up* anual seguinte, o resultado do exame de sangue sugeriu síndrome hepática gordurosa não alcoólica. Ele tinha apenas 29 anos, mas suas enzimas hepáticas eram o dobro e o triplo da faixa normal. Se não fosse tratada, a condição poderia acabar progredindo para cirrose, a mesma doença hepática que pode resultar do alcoolismo.

Quando Andrew havia emagrecido cerca de 22 quilos com o Wegovy, seu peso atingiu um patamar. Ele me disse que não se importava com isso; sentia-se muito bem e estava pronto para manter o peso. Mas, quando fizemos os exames laboratoriais, suas enzimas, embora tivessem melhorado, ainda estavam elevadas. Ele também ainda tinha um IMC de alto risco.

Diante desses sinais subjacentes, eu o incentivei a resolver um problema alimentar que persistiu durante todo o programa. Andrew era uma pessoa que se acalmava e aliviava o estresse se empanturrando de comida. Desde a infância, ele se lembrava da sensação de se acalmar depois de comer bastante. Várias vezes por semana, ele pedia *delivery* e comia muito além da saciedade.

Eu estava preocupada com o fato de que, no futuro, esse comportamento o fizesse recuperar o peso e fazer com que seus exames regredissem.

Ele concordou em reduzir o consumo de *fast food* e se esforçar para comer devagar e parar quando estivesse "satisfeito", não "empanturrado".

Com o tempo, com o grande apoio de sua namorada – que o amava em todos os tamanhos, mas queria que ele fosse saudável –, ele passou a se conscientizar e a gostar da moderação. Essas mudanças levaram a mais perda de peso. Andrew terminou sua jornada de emagrecimento com um IMC de 30 – tecnicamente ainda considerado acima do peso, mas conseguiu manter bastante massa muscular por conta de um programa regular de levantamento de peso na academia, e seus exames laboratoriais mostraram uma reversão completa de seu fígado gorduroso.

Quando o peso de um paciente se estabiliza em um IMC considerado acima do peso, mas seus exames laboratoriais refletem a saúde máxima, eu o incentivo a passar para a manutenção. Nesse momento, concentrar-se na homeostase – manter o novo peso mais baixo pelo resto da vida – será mais benéfico para a saúde do que tentar perder alguns quilos a mais, principalmente se isso os levar a fazer dieta e a comer de forma desordenada.

Às vezes, outros médicos com os quais você se consulta persistem em fazer comentários ou recomendações sobre seu peso. Eis aqui uma sugestão do que dizer: "Trabalhando com uma especialista em obesidade, concordamos que este é um peso metabolicamente saudável para mim".

UM FATOR FINAL DE SUCESSO: CURIOSIDADE

Posso lhe prometer: sua jornada com o GLP-1 será diferente de qualquer outro programa de emagrecimento que você tenha experimentado no passado. Preste atenção em como está pensando e se sentindo ao longo do caminho – e registre ou escreva em um diário o máximo que puder. Esse nível extra de autoconsciência e o histórico de dados tangíveis o ajudarão a enfrentar as mudanças e os desafios com curiosidade e não com medo. Seu objetivo final é terminar a jornada de emagrecimento não apenas com um número menor na balança, mas com um novo estilo de vida saudável – seu novo normal.

CAPÍTULO 9

Como conseguir a prescrição e obter cobertura do tratamento

Espero que, nos próximos 5 anos, este Capítulo não seja mais necessário, pois o processo administrativo para obter uma receita médica para um medicamento GLP-1 terá se tornado tão simples quanto obter uma estatina para colesterol alto. Mas por enquanto o acesso aos GLP-1s continua difícil. Nos Estados Unidos, as limitações de cobertura do seguro, o alto custo do medicamento, o preconceito dos médicos e a escassez de medicamentos estão entre os obstáculos ao tratamento. Para obter uma prescrição, é necessário conhecimento e autodefesa.

No Brasil, a prescrição de medicamentos deve seguir as aprovações da Agência Nacional de Vigilância Sanitária (Anvisa). Veja abaixo as indicações principais:

- **Ozempic** (semaglutida): aprovado para o tratamento do diabetes tipo 2 em adultos.
- **Wegovy** (semaglutida em dose elevada): aprovado para o tratamento de obesidade em adultos com IMC maior ou igual a 30, ou com IMC maior ou igual a 27 associado a comorbidades como hipertensão, dislipidemia ou apneia do sono.
- **Mounjaro** (tirzepatida): aprovado para o tratamento do diabetes tipo 2 em adultos, mas, assim como o Ozempic, ainda não foi aprovado para o tratamento da obesidade no Brasil, apenas em outros países.

A prescrição deve ser feita por médicos habilitados, preferencialmente endocrinologistas ou clínicos com experiência no manejo da obesidade e do diabetes. O paciente deve apresentar histórico de insucesso com mudanças de estilo de vida (dieta, atividade física) antes da indicação medicamentosa.

ENCONTRAR O MÉDICO CERTO

Para obter e manter o uso de GLP-1s, você precisa encontrar o médico certo – um que entenda que os medicamentos GLP-1 combinados com mudanças no estilo de vida são, em geral, a melhor e mais sustentável maneira de reverter a obesidade e se beneficiar da perda de excesso de peso. É importante encontrar um especialista que se adapte ao seu estilo de vida e ao seu orçamento, para que você possa manter o relacionamento em longo prazo.

Igualmente importante, você precisa de um médico que esteja disposto e seja capaz de lutar pela sua cobertura junto ao convênio médico. Há muitos profissionais que gostariam de prescrever esses medicamentos, mas não têm a capacidade de passar pelos trâmites administrativos para que os pacientes sejam cobertos. Assim, a escolha de um médico é particularmente importante – e também seu compromisso com o acompanhamento consistente com ele. "Quem não chora não mama".

Meu relato: uma recomendação questionável

Estive com sobrepeso ou obesa cronicamente durante toda a vida adulta e tentei – sem sucesso – emagrecer por vários anos depois dos 50. Finalmente perguntei ao meu médico sobre os GLP-1, e ele disse: "Não gosto de prescrever esse tipo de medicamento porque depois não consigo tirar os pacientes deles". Ele me pediu para tentar emagrecer por mais 6 meses antes de me encaminhar a um especialista em medicina da obesidade.

Quando finalmente fui à especialista — quase um ano depois por conta da espera —, ela me explicou que esses medicamentos são de uso contínuo e que minha obesidade crônica, junto ao histórico familiar de diabetes tipo 2, faziam de mim uma candidata ideal. Queria ter buscado antes uma segunda opinião de um médico mais bem-informado, em vez de ter adiado minha perda de peso por mais de um ano.

— Jonathan, começou com 122,5 kg e emagreceu 15,9 kg após 4 meses com Wegovy.

CHECKLIST ANTES DE AGENDAR A CONSULTA

Quando achar que encontrou o profissional certo, há algumas coisas que você deve fazer antes de marcar sua consulta. Muitos consultórios médicos têm informações detalhadas em seus sites, mas, caso você não encontre facilmente as respostas para as perguntas a seguir, ligue para o consultório antes de agendar a consulta.

Identifique as qualificações da equipe de atendimento médico. A consulta será com um médico,com uma enfermeira ou assistente de médico ou outro profissional da clínica? O médico com quem você está planejando se consultar está acostumado a lidar com questões de controle de peso? **Descubra com que antecedência o consultório está agendando as consultas,** para ter uma ideia – não é incomum que haja um tempo de espera significativo para consultas.

Consulte as avaliações *on-line* da equipe de atendimento. Caso você não conheça alguém pessoalmente que possa recomendar a equipe de atendimento que está considerando, verifique as avaliações *on-line*. Há muitos sites em que você pode pesquisar e ter uma boa ideia sobre a maneira que o profissional lida com o paciente, seu profissionalismo e seu índice geral de aprovação.

Tenha uma ideia clara dos gastos previstos. O médico que você deseja consultar integra a rede do seu plano? Quais são os custos iniciais do tratamento? Certifique-se de entender os custos associados a cada etapa, inclusive a consulta inicial e qualquer tratamento subsequente.

Documente seu histórico médico relevante para levá-lo à consulta. Isso deve incluir seu histórico de peso ao longo da vida e quaisquer problemas anteriores que possam afetar sua experiência com um GLP-1 ou contraindicar seu uso. Em particular, certifique-se de mencionar:

- Se você tiver uma das principais contraindicações para os GLP-1s: histórico pessoal ou familiar de câncer medular de tireoide ou neoplasia endócrina múltipla tipo 2 (MEN 2).
- Quaisquer problemas gastrointestinais passados ou atuais (p. ex., síndrome do intestino irritável, pancreatite, gastropatias, diverticulite, constipação, refluxo ácido).
- Se você teve sua vesícula biliar removida.

- Problemas anteriores com cálculos biliares ou dor após comer.
- Se você tiver um estômago sensível e/ou for propenso a náuseas ou enjoos.

Documente seu histórico de emagrecimento. Muitas vezes, para fins de diagnóstico e de convênio, o médico precisará de um histórico detalhado de suas tentativas anteriores de perder peso, incluindo informações sobre qual programa ou dieta foi seguido (p. ex., Vigilantes do Peso ou outro programa similar, programas de exercícios específicos ou academias frequentadas, a dieta com baixo teor de carboidratos, restrição calórica), datas de início e término e seu peso antes e depois do programa. Faça uma lista completa e leve-a com você para a consulta. Essa lista seria mais ou menos assim:

Nome dos programas de emagrecimento: data de início – data de término (peso inicial, peso final)

Programas específicos de ginástica/exercícios/inscrições em academias: Data de início – data de término (peso inicial, peso final)

Contagem de macros/dieta com baixo teor de carboidratos: data de início – data de término (peso inicial, peso final)

Também gosto que os pacientes me forneçam uma visão geral mais holística de seu histórico de peso, que pode ser algo assim:

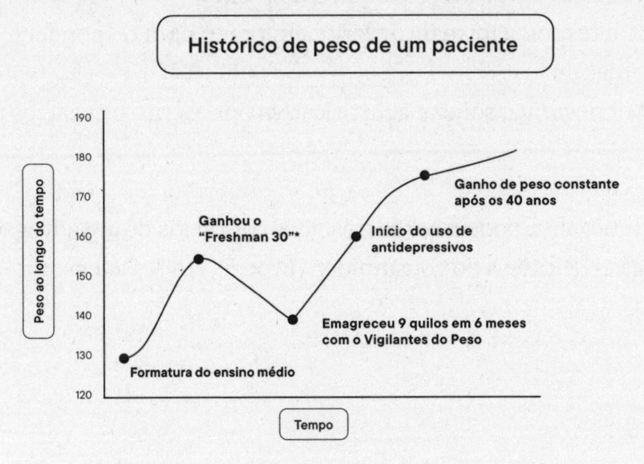

* Refere-se ao ganho de cerca de 13 quilos, típico no primeiro ano de faculdade (N. E.).

Durante sua consulta, não deixe de perguntar ao médico sobre o processo de titulação e prescrição:

- As receitas serão prescritas para cada dose de titulação antecipadamente ou você fará uma consulta mensal para decidir se deve continuar ou aumentar sua dose?
- Qual é a melhor conduta a respeito de autorizações e renovações de receita?

PLANOS DE SAÚDE: QUANDO E COMO ELES SÃO OBRIGADOS A COBRIR ESSES MEDICAMENTOS

A cobertura de medicamentos por planos de saúde segue as diretrizes da Agência Nacional de Saúde Suplementar (ANS). O Rol de Procedimentos e Eventos em Saúde define o que deve ser obrigatoriamente oferecido pelas operadoras.

Até o momento, Ozempic está incluído no rol da ANS para tratamento do diabetes tipo 2. Wegovy ainda não consta, mas pode ser solicitado via judicialização, com base em laudo médico e parecer técnico.

Para solicitar a cobertura:

1. Envie a receita e o relatório médico ao plano.
2. Aguarde a resposta formal (o plano tem prazo para responder, geralmente sete dias).
3. Se houver negativa, solicite a justificativa por escrito e avalie os próximos passos.

Casos de negativa podem ser contestados com ajuda de um advogado ou por meio dos órgãos de defesa do consumidor (Procon, ANS, Defensoria Pública).

CAMINHOS JUDICIAIS: COMO E QUANDO RECORRER À JUSTIÇA

Se o plano de saúde recusar o fornecimento do medicamento mesmo com todas as evidências clínicas, é possível acionar a Justiça. Muitos tribunais têm reconhecido o direito dos pacientes ao acesso a medicamentos essenciais, mesmo quando não incluídos no rol da ANS.

Para isso, é necessário:

- Laudo médico detalhado.
- Receita médica.
- Prova da negativa formal do plano.
- Orçamento do medicamento em farmácias.
- Cópia do contrato do plano de saúde.

O pedido é feito por meio de ação com pedido de liminar (urgência), e muitas vezes tem decisão em poucos dias. Não são raros os casos em que o juiz determina a cobertura imediata do medicamento.

ALTERNATIVAS E PROGRAMAS DE APOIO AO PACIENTE

Além dos planos de saúde, há formas alternativas de acesso a esses medicamentos:

Programas de descontos: laboratórios como Novo Nordisk (Ozempic/Wegovy) e Lilly (Mounjaro) oferecem programas de descontos para pacientes cadastrados.

Farmácias populares: embora esses medicamentos não estejam incluídos, outros relacionados ao diabetes podem estar.

Importação legal: em casos de medicamentos não aprovados no Brasil, é possível importar com autorização da Anvisa e receita médica.

Acompanhamento multidisciplinar: muitas vezes, a combinação entre acompanhamento nutricional, psicológico e medicamentoso potencializa os resultados e pode justificar melhor a prescrição.

CAPÍTULO 10

Por que o cardio intenso pode ser prejudicial – e o que fazer no lugar?

A perda de peso apoiada pelo GLP-1 exige uma grande mudança na forma como pensamos sobre exercícios físicos.

O pensamento antigo era o seguinte: exercite-se intensamente durante a dieta para queimar calorias suficientes para ajudar a atingir o déficit diário de 500 calorias. Com a dieta tradicional, obter esse déficit não era fácil, portanto, quando se tratava de exercícios, as pessoas focavam o que queimava mais calorias: exercícios aeróbicos. Uma hora de exercícios aeróbicos intensos por dia parecia ser uma boa maneira de equilibrar a balança sem passar fome.

Entre os GLP-1s: seu desafio nos primeiros dias é comer *o suficiente* para não emagrecer muito rapidamente. Acrescentar uma série de exercícios pode, de fato, prejudicá-lo. Você pode ficar fraco ou cansado, ou sentir náuseas. Às vezes, até recomendo que os pacientes reduzam os exercícios, especialmente se estiverem em um programa de exercícios aeróbicos incansáveis e exaustivos. Na verdade, faço essa recomendação, estejam eles tomando GLP-1 ou não, porque agora sabemos que "equilibrar as contas" com exercícios nunca teve um impacto significativo no processo de emagrecimento.[1] Uma compreensão mais holística dos exercícios e de seu impacto revelou que o pensamento antigo também não serve aos nossos objetivos de saúde de longo prazo.

Há um caminho mais eficaz do que fazer exercícios aeróbicos para proteger nosso metabolismo, manter a perda de peso em longo prazo e nos trazer bem-estar. Continue a leitura!

A matemática reveladora do gasto de energia

A maneira mais fácil de entender por que nossa antiga maneira de pensar era tão limitada é examinar a matemática por trás do gasto diário de energia.

Gasto energético total =
Taxa metabólica basal (BMR)
+
Efeito termogênico dos alimentos
+
Termogênese de atividade sem exercício (NEAT)
+
Exercício

Sua **taxa metabólica basal (BMR)** é a quantidade de calorias que você queima diariamente para manter seu corpo vivo. Ela compreende a maioria (cerca de 60%) das calorias que você queima em um dia.

O efeito termogênico dos alimentos é o que você queima durante a digestão, cerca de 10 a 15% da queima diária total.

A termogênese de atividade não relacionada ao exercício (NEAT) representa as calorias que você queima em qualquer movimento que faz durante as atividades da vida. Em média, ela representa cerca de 15% de sua queima diária.[2]

A adição de **exercícios** – o tipo de movimento em que você trabalha intencionalmente o coração ou os músculos – pode contribuir com outros 10 a 30% da queima diária.

Isso significa que, não importa o quanto você se exercite, o exercício sempre terá um papel secundário na queima total de calorias. Essa é a matemática.

MAIS ALAVANCAS, MELHORES RESULTADOS

Hoje, em vez de nos concentrarmos apenas no exercício como meio de aumentar a queima diária de calorias, percebemos que precisamos analisar o quadro geral. Que outras alavancas podemos acionar que podem ser mais sustentáveis e impactantes do que programar longas séries de exercícios aeróbicos?

Eu recomendo que os pacientes adotem um estilo de vida mais ativo em três etapas.

ETAPA 1 - MEXA-SE MAIS

No início de seu programa de GLP-1, comece aumentando o movimento NEAT. NEAT são todas as calorias que você queima simplesmente por viver sua vida, também conhecida como termogênese sem atividade física. Inclui tudo, desde ficar inquieto em sua mesa de trabalho, preparar o jantar, deitar-se no tapete para brincar com as crianças e subir escadas. Para indivíduos sedentários, a NEAT representa cerca de 15% da queima diária; no entanto, ela pode variar muito. Pode haver uma diferença de até 2 mil calorias por dia entre dois indivíduos de tamanho semelhante.[3]

A biologia determina parte dessa diferença. Se você já conheceu alguém que "simplesmente não consegue ficar quieto", que está sempre se mexendo, batendo os pés ou andando de um lado para o outro, essa pessoa terá um NEAT mais alto. Todos esses pequenos movimentos ao longo do dia se somam. Mas sua ocupação faz a maior diferença. Qualquer pessoa que passe de 6 a 8 horas por dia em constante movimento queima muito mais calorias do que aqueles que passam a maior parte do dia sentados.

A maioria de nós não consegue mudar de emprego tão facilmente, mas há muitas maneiras de aumentar nosso gasto de NEAT.

Caminhe mais

Um modo fácil e bem popular é aumentar seus passos diários. Use seu celular ou um contador de passos para estabelecer sua referência e, em seguida, observe seu dia para encontrar oportunidades de dar mais passos. A ideia não é encontrar um horário em que você possa fazer uma caminhada, mas, em vez disso, encaixar mais atividade nos afazeres diários da vida.

Aumente seus passos

Você pode:

- Descer do ônibus ou trem um ponto antes.
- Estacionar em um local mais afastado.
- Subir escadas em vez de usar o elevador ou a escada rolante.
- Ir a pé em vez de dirigir ou pedir *delivery*.
- Evitar o *drive-thru* e entrar no restaurante.
- Fazer caminhadas de 5 a 10 minutos após as refeições.
- Ir até a mesa de um colega em vez de ligar ou mandar mensagem.

Nenhuma delas exige muito tempo ou esforço por si só, mas seu efeito cumulativo pode beneficiar seu desgaste diário e melhorar seus níveis de energia. Tente chegar a 10 mil passos como meta diária. Lembre-se de que não é preciso chegar lá imediatamente.

Agora adicione intensidade!

Em seguida, veja onde você pode adicionar intensidade às atividades da vida.

Outras maneiras de aumentar o NEAT

Você pode:

- Aumentar a velocidade ao caminhar ou subir escadas.
- Carregar suas compras em vez de usar um carrinho.
- Usar uma mochila com peso enquanto caminha.
- Se movimentar mais enquanto está sentado à sua mesa.
- Dançar enquanto limpa a cozinha.
- Levar seus filhos ao parquinho em vez de brincar em casa.

Você já entendeu. Encontre maneiras de tornar a vida cotidiana mais desafiadora do ponto de vista físico.

ETAPA 2 - MANTER E CONSTRUIR MÚSCULOS

Como a maior parte de nossa queima diária é proveniente da BMR, seria ideal se pudéssemos aumentar esse número, certo?

Três quartos da variabilidade individual na TMB podem ser preditos pela massa corporal magra. Isso ocorre porque os músculos queimam mais calorias do que a gordura. Portanto, para manter ou melhorar nossa BMR, precisamos manter ou desenvolver novos músculos. Mas, quando indivíduos com obesidade conseguem emagrecer, sua massa muscular geralmente diminui à medida que a gordura corporal diminui.[4] Não é possível perder apenas gordura corporal. Você também perde massa magra puramente em função do envelhecimento, a menos que tome medidas para evitar a perda muscular. Isso significa que a tendência de longo prazo na TMB para indivíduos sedentários, especialmente aqueles que estão perdendo peso, é de queda.

A boa notícia: embora a altura, o sexo e a idade sejam os principais determinantes da massa corporal magra, qualquer pessoa – de qualquer idade ou sexo – pode aumentar massa muscular magra por meio do treinamento com pesos para obter um pequeno aumento na TMB. Cada 5 quilos de músculo contribui com cerca de 60 calorias para a TMB.[5] O treinamento com pesos (conhecido como treinamento de resistência) também é a chave para preservar os músculos enquanto se perde peso.

Para as pessoas com mais de 55 anos que estão perdendo peso, é importante proteger os músculos para evitar a sarcopenia e a obesidade sarcopênica, que é a condição de ter muito excesso de gordura e pouquíssima massa muscular. Essa baixa relação músculo/gordura é pior do que a obesidade isolada, com um risco maior de consequências adversas à saúde, incluindo doenças cardiovasculares, metabólicas e morte por qualquer causa.[6]

Quando e como iniciar o treinamento com pesos

A resposta é diferente para cada pessoa, mas, em resumo, você deve começar quando se sentir bem o suficiente e estiver física e mentalmente pronto para adicionar algo novo. Para muitos de meus pacientes, o treinamento com pesos como forma de exercício é um território novo. Isso ajuda a começar *depois* que eles se adaptaram aos medicamentos e à nova maneira de se alimentar. Consulte seu médico para obter o sinal verde para qualquer novo programa de atividade.

Como regra geral, **não espere mais de 6 meses após começar a tomar um GLP-1 para iniciar o treinamento com pesos.** Se você tiver alguma resistência a trabalhar com pesos, um prazo arbitrário como esse pode ajudar. Se você tiver lesões anteriores ou dores atuais, ou se não for ativo há anos e se sentir sem condicionamento ou sobrecarregado ao pensar em exercícios e treinamento de força, considere procurar a avaliação de um fisioterapeuta.

Outras dicas para começar:

Comece com exercícios simples de peso corporal que visem aos principais grupos musculares. Há uma infinidade de aplicativos e sugestões de séries de exercícios *on-line* que podem ajudá-lo nisso. Adoro o Scientific 7-Minute Workout do *New York Times*,[7] um treino de alta intensidade baseado em uma série de doze exercícios publicados em uma revista de medicina esportiva. Embora tenha sido publicado em 2013, ele ainda é um sucesso, e desde então *New York Times* desenvolveu uma versão suave dos exercícios apenas em pé, uma versão de força de 9 minutos e uma versão avançada. Há opções em português de aplicativos com a mesma proposta, tanto para Android como iOS.

A rotina do *Times* inclui os seguintes exercícios com o peso do próprio corpo amplamente conhecidos (anteriormente chamados de calistenia): polichinelos, agachamento encostado na parede, flexões de braço, abdominais, subida no banco ou cadeira, agachamentos, mergulhos de tríceps na cadeira, prancha, corrida com joelhos altos, avanços (ou passadas), flexões com rotação e pranchas laterais. Embora seja verdade que você possa fazer todos esses exercícios em 7 minutos, os autores recomendam fazer o exercício duas ou três vezes seguidas para obter o melhor impacto. Ainda assim, mesmo uma única vez pode ser um ponto de partida desafiador, dependendo do seu nível de condicionamento físico.

Se quiser experimentar um aplicativo pago, procure um que contenha demonstrações em vídeo, exercícios intercambiáveis curtos e longos e opções para exercícios com o peso do corpo e exercícios com halteres.

Matricule-se em uma academia. Isso não precisa ser um plano de longo prazo, mas ter acesso a um conjunto completo de pesos pode ajudá-lo a descobrir quais pesos e equipamentos serão cruciais para continuar seus exercícios em casa.

Veja se consegue encontrar uma academia que ofereça aulas guiadas de levantamento de peso.

Obtenha equipamentos de ginástica em casa com uma assinatura que inclua aulas, como ZiYou e Goper. Você terá acesso a exercícios desafiadores, adaptáveis e orientados por um instrutor no conforto e na conveniência de sua própria casa. Para muitos (inclusive eu, na verdade), isso é o que é necessário para manter um programa consistente.

Marque algumas sessões com um *personal trainer*. Se você puder pagar, essa é a maneira mais fácil de estabelecer um programa viável e aprender a forma correta. Alguns profissionais fazem medições da composição corporal para que você possa identificar sua referência e uma meta a ser alcançada. Os fisioterapeutas são uma ótima fonte de indicações de *personal trainers* de qualidade, assim como o boca a boca.

Agende seu treinamento. Coloque-o em sua agenda como qualquer outra tarefa. A responsabilidade ajuda.

Preste atenção às mudanças em suas necessidades alimentares e de hidratação! Hidrate-se (com eletrólitos) e planeje as refeições adequadamente para evitar a fome, e faça uma boa refeição com foco em proteínas e alguns carboidratos para a recuperação.

Como preservar e aumentar a massa muscular

Você já deve ter ouvido falar que precisa levantar pesos pesados se quiser *desenvolver* músculos. Isso não é verdade! O segredo para desenvolver músculos é **levantar pesos até o ponto de fadiga.**[8] Em outras palavras, fazer repetições até não conseguir fazer mais uma. Se você não tem experiência com pesos, é melhor começar aos poucos, com pesos de 1 a 2 quilos, faixas de resistência ou exercícios com o peso do corpo, como flexões e agachamentos. Isso o protegerá enquanto desenvolve força e aprende a forma adequada. Procure fazer de 2 a 3 sessões de treinamento de resistência por semana, seja com levantamento de peso ou treinamento de resistência com peso corporal. Saiba que uma única sessão é melhor do que nenhuma!

Estudos mostram que a combinação de treinamento de resistência com uma dieta rica em proteínas é a melhor maneira de manter os músculos enquanto se perde peso. Recomendo de 20 a 40 gramas de proteína por refeição (somando um total de 70 a 120 gramas por dia) para a maioria dos usuários de GLP-1. Quando começar a treinar com pesos regularmente, procure consumir a maior quantidade de proteína, ou mais. Diversos estudos demonstraram que dietas com alto teor de proteína protegem a massa muscular. Em um estudo com homens jovens e saudáveis que restringiram calorias durante um programa de condicionamento físico baseado em resistência, o grupo que ingeriu 1,5 vez a Dose Diária Recomendada (DDR) de proteína manteve a massa muscular, enquanto o grupo que ingeriu o triplo da DDR ganhou músculos e perdeu gordura.[9] Como referência, a DDR dos Estados Unidos para indivíduos sedentários é de 0,36 grama de proteína por quilo de peso corporal, ou cerca de 60 gramas de proteína por dia para uma pessoa de 72 quilos.

A taxa de perda de peso é importante quando se trata de proteger os músculos. Mais rápido não é melhor: procure perder não mais do que 1 a 2% de seu peso corporal por semana. E, embora o treinamento com pesos possa se tornar seu foco, o cardio continua sendo importante para a saúde cardiovascular. Procure suar por pelo menos 20 minutos 2 vezes por semana – e preste atenção em como você se sente. Muitas pessoas adoram fazer exercícios aeróbicos, e isso é ótimo, desde que você goste e que isso não o impeça de fazer o treinamento de resistência.

Menopausa, ganho de peso e músculos

Trabalho com muitas pacientes que mantiveram um peso saudável durante toda a vida adulta, mas que se veem engordando 20 quilos ou mais enquanto o tônus muscular diminui à medida que se aproximam e entram na menopausa. Nenhum tipo de dieta parece eliminar o peso. Embora as pesquisas até o momento tenham produzido resultados mistos sobre se as alterações hormonais contribuem para esse ganho de peso, os sintomas da menopausa, como a insônia, a fadiga e a névoa cerebral, podem alterar significativamente o quanto uma pessoa come e se movimenta, e como ela carrega seu peso.

Muitas mulheres que haviam perdido a esperança observam melhorias incríveis em sua composição corporal quando combinam GLP-1s com treinamento de resistência. Sempre que trabalho com uma pessoa que está entrando na menopausa, incentivo-a a iniciar o treinamento de resistência imediatamente, para que ela já tenha criado os hábitos de apoio antes de entrar totalmente na menopausa. Para esse grupo, recomenda-se o levantamento de pesos pesados porque, além de construir músculos, protege a densidade óssea, que diminui quando os níveis de estrogênio diminuem.

Tracy tornou-se minha paciente no final dos seus 40 anos, durante a perimenopausa. Quando me procurou, ela estava praticando CrossFit havia seis meses. Ela era incrivelmente forte. No entanto, ela também tinha resistência à insulina e cerca de 22 quilos de excesso de peso. Quando começou a usar o Wegovy, começou a perder peso. Por fim, ela abandonou o CrossFit e aproveitou o que havia aprendido para os exercícios em casa usando um aplicativo de condicionamento físico. Hoje ela tem 53 anos, é magra, musculosa e tem 20% de gordura corporal. Ela não menstrua há um ano, o que a torna oficialmente menopausada, e não engordou. Seus sintomas têm sido mínimos, o que ela atribui em parte à terapia de reposição hormonal (TRH) e em parte ao seu programa de treinamento consistente.

Relato de paciente
De maratonas a pesos pesados

Helen, 48 anos, corria em maratonas, mas isso nunca a ajudou a emagrecer — mesmo prestando atenção aos macronutrientes. Como ela havia vencido um câncer de mama, seu médico recomendou que buscasse alcançar um IMC saudável para evitar uma recidiva. Prescrevi Wegovy, que ela começou a usar durante uma pausa no treinamento para uma maratona. Nos primeiros meses ela passou a fazer corridas mais curtas, ioga e alguns treinos leves com pesos, continuando a se exercitar durante toda a sua perda de peso. Conforme foi aumentando a dosagem ao longo dos meses, Helen chegou ao seu peso-alvo de forma tranquila, eliminando um total de **13,6 kg** em menos de um ano. Ela ainda amava correr maratonas, então retomou as corridas longas assim que passou do período de ajuste da medicação. Sugeri que ela incluísse treinos com pesos pesados na rotina, já que estava se aproximando da menopausa. Para começar, ela fez um exame de densitometria óssea e bioimpedância e descobriu que **32% de sua massa corporal era gordura** – o limite superior do considerado saudável para sua idade. Ela começou a treinar com um *personal trainer* 3 vezes por semana. Após 8 semanas, fez um novo exame e descobriu que agora tinha **28% de gordura corporal, com o mesmo peso** – o que mudou foi o ganho de massa muscular. Hoje, ela se sente mais forte e mais capaz do que nunca. E seus tempos de corrida melhoraram!

OS GLP-1S LEVAM A MAIS PERDA MUSCULAR DO QUE OUTROS MÉTODOS DE EMAGRECIMENTO?

Artigos de notícias sensacionalistas, bem como alguns respeitados influenciadores da saúde, alertaram os adeptos da dieta do GLP-1 de que eles perderão massa muscular. A verdade é que *toda perda de peso* resulta na perda de músculos e de gordura.

Mas será que os medicamentos GLP-1 resultam em *mais* perda muscular do que as dietas tradicionais? A ciência ainda não é conclusiva, mas o quadro que está se formando não deve assustar os possíveis usuários. É verdade que, nos estudos dos dois principais ensaios de semaglutida, a porcentagem de músculo perdido entre o subgrupo que fez exames de densitometria óssea foi um pouco maior do que a observada em dietas "normais" – 39 a 40% da perda total, em média, em comparação com 30 a 40% da dieta isolada.[10]

Porém, mesmo nesses estudos, a proporção de massa corporal magra e gorda – em outras palavras, **a composição corporal geral** – melhorou ligeiramente. Outros estudos com a semaglutida mostraram menos perda muscular, e os dados do principal estudo com a tirzepatida mostraram que aproximadamente um quarto das perdas dos participantes era músculo, um ótimo resultado em comparação com qualquer dieta.[11]

Resumindo: a ciência não está levantando nenhum alarme específico para o GLP-1. *Todos,* especialmente aqueles com mais de 50 anos, devem adotar medidas para manter a massa muscular enquanto emagrecem.

ETAPA 3 – O NÚMERO MÁGICO PARA MANUTENÇÃO

Você já ouviu muitas recomendações sobre a quantidade de exercícios necessários para uma saúde ideal. Os Centros de Controle e Prevenção de Doenças

(CDC) recomendam 150 minutos de exercícios de intensidade moderada por semana, incluindo 2 sessões de treinamento de força. Mas aqui está o que sabemos que é específico para pessoas que buscam manter a perda de peso: os membros do National Weight Control Registry (Registro Nacional de Controle de Peso) que mantiveram a perda com sucesso relatam fazer **aproximadamente 60 minutos de exercícios por dia.**[12]

Você não está sozinho se sua reação a esse número for: *Isso é muito!* É o triplo da recomendação do CDC e, sem dúvida, reflete o fato de que as pessoas que fazem dietas de modo crônico acabam reduzindo seu metabolismo basal (BMR). É razoável esperar que os GLP-1s, combinados com um programa de condicionamento físico que enfatize o ganho muscular, possam levar a requisitos diferentes para essa nova geração de pessoas que estão emagrecendo com sucesso.

Dito isso, os dados mostram uma conclusão inegável: **a manutenção de um peso saudável exige um compromisso vigilante com um estilo de vida saudável.** É possível atingir 60 minutos de atividade diária, principalmente quando esse número é entendido como uma combinação de NEAT (consulte a página 134) e tempo dedicado a exercícios.

Também sabemos agora que, para ser eficaz, o exercício não precisa ser feito em uma única sessão. Uma metanálise constatou que o exercício intermitente ao longo do dia traz os mesmos benefícios à saúde que a atividade contínua em termos de condicionamento físico, pressão arterial, lipídios, insulina e glicose. Há até mesmo algumas evidências de que as mudanças favoráveis na massa corporal podem ser atribuídas ao exercício acumulado (pequenas quantidades ao longo do dia).[13]

Basta fazer uma caminhada rápida de 10 minutos após cada refeição para atingir metade dos seus 60 minutos diários. Também foi demonstrado que caminhar após as refeições regula os níveis de açúcar no sangue.[14] Lembra de nossa discussão no capítulo 1 sobre a relação entre insulina, glicose e armazenamento de gordura? Parece que o movimento pós-refeição é a maneira mais eficaz de ajudar a insulina a pegar a glicose e usá-la como energia, em vez de deixá-la permanecer no sangue e levar ao armazenamento de gordura.

MEDINDO SEU PROGRESSO

Assim como você iniciou seu programa de emagrecimento registrando um peso inicial e fazendo exames laboratoriais, é útil obter uma análise da composição corporal de base – uma medida da porcentagem do seu corpo que é gordura, massa muscular e, às vezes, massa óssea – antes de iniciar o treinamento com pesos. A capacidade de monitorar se você está desenvolvendo músculos de forma tão concreta pode incentivá-lo a persistir ao longo do tempo e fornecer dados importantes sobre se o seu programa está funcionando para melhorar a proporção entre músculos e gordura.

No capítulo 4, falamos sobre evitar a busca de um IMC "ideal" como meta. O mesmo se aplica à composição corporal: trata-se do seu ponto de partida e para onde está indo. Acompanho a composição corporal dos meus pacientes para garantir que eles estejam preservando a massa muscular durante a perda de peso. À medida que eles se aproximam de sua meta de peso ou começam a perguntar "Quando devo parar de emagrecer?", a composição da gordura corporal pode ajudar a nos orientar e nos auxiliar a estabelecer novas metas.

Embora não haja um padrão definido na medicina para o percentual de gordura ideal, a Associação Americana de Medicina da Obesidade estabeleceu as seguintes classificações:[15]

Classificação da gordura corporal (%)

Categoria	Mulheres	Homens
Atleta	15 a 19%	10 a 14%
Boa forma	20 a 24%	15 a 19%
Aceitável	25 a 29%	20 a 24%
Pré-obesidade	30 a 34%	25 a 29%
Obesidade	Acima de 35%	Acima de 30%

Atualmente, o método mais preciso e acessível para medir a composição corporal é o **exame de densitometria óssea**,[16] um teste rápido que não requer nenhuma preparação. Verifique se o seu plano de saúde pode cobrir esse exame, principalmente se você tiver mais de 50 anos e apresentar alto risco de problemas ósseos, como osteoporose. Você se deita enquanto um raio X o examina e recebe um relatório que inclui sua massa de gordura, sua massa de tecido sem gordura e seu conteúdo mineral ósseo.

A segunda melhor opção é a **análise de bioimpedância**, realizada no consultório ou na academia, que mede a composição corporal (gordura *versus* massa magra) usando uma corrente elétrica de baixo nível que muda de voltagem à medida que entra em contato com diferentes tipos de tecido. Marcas como InBody e Seca oferecem uma análise multicompartimental (também conhecida como modelo 4C) que calcula a gordura, a massa magra e o estado de hidratação.

A análise de dobras cutâneas, também conhecida como teste de calibre, não é tão precisa quanto os testes acima, mas custa menos e é oferecida por muitas academias e *personal trainers*. O profissional usa calibradores para medir a gordura subcutânea em vários locais do corpo. Como a gordura da pele é proporcional à gordura corporal total, essas medidas podem ser usadas para calcular sua composição corporal geral. O problema é que a precisão diminui à medida que o IMC aumenta. (Além disso, nem todo mundo gosta da experiência de ter um estranho beliscando seu corpo e medindo seus centímetros de gordura.) Da mesma forma, o **teste de circunferência da cintura** é conveniente e barato, mas pode não ser preciso. Ainda assim, qualquer um dos testes pode ajudá-lo a acompanhar as mudanças ao longo do tempo, principalmente se você continuar com o mesmo médico.

As balanças domésticas de gordura corporal podem medir sua gordura corporal total juntamente com seu peso. A experiência do usuário é idêntica à de uma balança padrão: você sobe na balança e lê o visor (algumas marcas fornecem as informações em um aplicativo). Mas quão precisas elas são?

Um estudo de 2023 testou quatorze balanças caseiras de gordura corporal e concluiu que "Todas as balanças de gordura corporal, até mesmo os dispositivos mais bem classificados, demonstraram erro suficiente para que você ainda seja cauteloso ao interpretar os resultados de um teste individual, bem como as alterações detectadas pela balança ao longo do tempo".[17] No entanto, os autores também sugeriram que essas balanças poderiam ser úteis se usadas em conjunto com outras métricas, incluindo peso corporal, circunferência da cintura, desempenho em exercícios e humor. O método é imbatível em termos de conveniência e custo, especialmente se você estiver procurando uma nova balança. As balanças com melhor desempenho no estudo foram a Omron HBF-516, a Tanita BC-568 InnerScan e a Tanita UM-081.

E, por fim, há a métrica mais fácil de todas: **preste atenção no caimento de suas roupas.** Se elas estão ficando mais folgadas enquanto a balança permanece a mesma, você está aumentando sua massa muscular e sua composição corporal está melhorando.

COMECE PEQUENO, TRAGA AMIGOS

Muitas pessoas têm uma bagagem emocional quando se trata de exercícios, um produto dos mesmos medos e inseguranças relacionados ao peso que tornam os *Fundamentos dos hábitos* uma grande revelação para tantas pessoas. Se você não estiver pronto para investir em pesos, ir a uma academia ou ver sua composição corporal em preto e branco em uma impressão, não deixe que isso o impeça de começar.

Sua primeira meta é muito simples: *mexer-se mais*. Esses primeiros passos podem ser tão pequenos quanto você precisar: uma caminhada após o jantar, uma única flexão de joelhos, dez flexões de bíceps com uma lata de sopa como peso. Basta começar. Quando você se sentir pronto para mais, pedir a um amigo ou familiar para acompanhá-lo é uma ótima maneira de enfrentar o medo, e ser responsável por cuidar melhor de si mesmo, agora e no futuro.

CAPÍTULO 11

Como manter os resultados para a vida toda

Depois de um ano usando o método SoWell com GLP-1s, você pode esperar alguns resultados comuns. Você terá perdido de 10 a 20% (ou mais) do seu peso corporal total. Você estará significativamente mais saudável, segundo exames laboratoriais e pela forma como se sente. E, finalmente: você terá dúvidas. Em particular, sobre como garantir que você nunca mais precisará emagrecer novamente. Este capítulo foi elaborado para prepará-lo para o sucesso em longo prazo.

O QUE FAZER QUANDO VOCÊ PARAR DE EMAGRECER

Em cerca de 12 a 18 meses, o emagrecimento natural provocado pela combinação de mudanças no estilo de vida e o uso de medicação com GLP-1 vai desacelerar. Você atingirá um platô. Nesse ponto, é hora de responder a algumas perguntas.

Estou com um peso saudável?

A saúde do peso só pode ser definida por você, em conversa com seu médico. Quando tenho um paciente que parou de emagrecer e que já perdeu 15% do peso corporal, com exames laboratoriais que indicam saúde metabólica e remissão de qualquer doença relacionada ao peso, eu o aconselho a considerar a mudança para a manutenção – não importa qual seja seu IMC ou se ele está vestindo roupas do tamanho que esperava. Sua jornada de perda de peso termina quando suas metas de saúde são cumpridas, e outra jornada continua a partir daí: a jornada de autoaceitação, que ainda pode incluir novas metas de desenvolvimento de força e condicionamento físico.

Para manutenção, minha dosagem deve ser alterada?

Há várias estratégias diferentes para o longo prazo. A FDA aprovou esses medicamentos para uso por toda a vida. Os dados dos estudos mostram que é preciso continuar tomando o medicamento para mantê-lo, e a maioria das pessoas se sairá melhor com a dose completa aprovada pela FDA[I]. Dito isso, há casos atípicos.

Em minha prática, ajudo alguns pacientes a diminuir a dosagem até encontrarem a que lhes permita manter a medicação confortavelmente. Há alguns motivos para essa escolha: isso ajuda a gerenciar os custos para aqueles que estão pagando do próprio bolso. Alguns pacientes ainda apresentam efeitos colaterais leves e se sentem melhor com uma dosagem menor. Em alguns casos, principalmente com a tirzepatida, os pacientes *precisam* reduzir a dosagem para evitar o emagrecimento. E todos acham que há certo conforto em saber que, se você voltar a engordar ou achar que a eficácia está diminuindo, poderá aumentar a dosagem novamente.

Um pequeno subgrupo de meus pacientes – cerca de 10% – consegue parar completamente com os GLP-1. O que esses pacientes geralmente têm em comum é um estilo de vida muito ativo, que incorpora treinamento de força. Também estão nessa categoria as pessoas que não estavam cronicamente acima do peso desde a infância, mas que ganharam peso após um evento médico, como o nascimento de um filho ou uma lesão, ou porque precisavam de um medicamento que tinha o ganho de peso como efeito

---

I Assim como ocorre com medicamentos para hipertensão ou diabetes, algumas pessoas precisam continuar o uso para manter o peso estável. Pacientes com histórico de obesidade severa (IMC > 35) podem se beneficiar do uso contínuo. Quem tem resistência à insulina persistente pode precisar do medicamento a longo prazo. Pessoas que tentaram múltiplas abordagens sem sucesso podem precisar de manutenção crônica (N. E.).

colateral. Mesmo nesse grupo, monitoramos seu peso ao longo do tempo e tratamos o peso recuperado voltando a tomar a medicação.

O desafio de diminuir a titulação é que – até que tenhamos estudos sobre estratégias de dosagem de manutenção – é necessário que você tenha um profissional que possa trabalhar junto com você, ao longo do tempo, para solucionar problemas de dosagem individualmente. Para aqueles que trabalham com um clínico geral ou um especialista com uma prática tradicional de alto volume, talvez você não receba o nível de atenção que possibilita esse ajuste fino. Manter-se em uma dose consistente pode ser sua melhor aposta.

O outro desafio de reduzir a dose terapêutica para manutenção é que ainda não há ciência sobre o que funciona melhor. Com o estudo, poderemos descobrir que uma estratégia de dosagem a cada 10 dias funciona melhor do que uma quantidade semelhante uma vez por semana, ou qualquer outra prática recomendada. Mas, por enquanto, simplesmente não sabemos. A experimentação lenta é a única maneira de descobrir o que funciona melhor para um paciente individual. Mais estudos virão, mas lentamente, pois há pouco incentivo para que as empresas que fabricam esses medicamentos os financiem[II].

Tenho mais peso para perder?

Você tem algumas opções. Se estiver usando liraglutida ou semaglutida, você pode perguntar ao seu médico sobre a mudança para tirzepatida, que permite que você passe para uma dose mais alta. Isso geralmente dá início a uma nova fase de perda de peso. Além disso, medicamentos ainda mais eficazes dessa classe estão em fase de aprovação pela FDA.

Revisar os *Fundamentos dos hábitos* e *da alimentação*. Um simples retorno ao registro diário dos alimentos e ao planejamento semanal das refeições geralmente é suficiente para passar para segunda fase de perda. Reveja seus registros para ver se há mudanças viáveis que possam ser feitas para que

---

II Muitos médicos recomendam uma transição gradual para minimizar o risco de efeito rebote. Veja um exemplo de redução progressiva da dose: **1º mês:** redução da dose pela metade. **2º mês:** alternar as aplicações (reduzindo gradualmente a frequência). **3º mês:** descontinuação completa, mantendo acompanhamento nutricional e metabólico (N. Rev.).

sua alimentação esteja mais alinhada com os *Fundamentos*, na maior parte do tempo.

Por fim, considere seu nível geral de atividade. Você pode adicionar mais movimentos ou aumentar a intensidade de suas atividades atuais – com a cautela de que qualquer mudança feita deve ser moderada e sustentável ao longo do tempo. Exercitar-se até o ponto de se lesionar ou se esgotar não é nada sustentável em longo prazo.

Adotei um estilo de vida ativo?

Manter um peso saudável quase sempre exige a prática de atividade física. É muito difícil ser sedentário e saudável ao mesmo tempo, principalmente à medida que envelhecemos. Mesmo com GLP-1s, o condicionamento físico desempenha um papel essencial na manutenção do seu novo peso e no bom processo de envelhecimento. Se você ainda não colocou em prática a estrutura apresentada no capítulo 10, comece a fazê-lo.

Identifiquei outros problemas relacionados ao peso que preciso resolver?

A redução da compulsão por comida geralmente revela os poderosos impulsos emocionais que atuam na nossa relação como comer. Da mesma forma, seu corpo em transformação pode despertar sentimentos, medos e desejos inesperados. Se esse for o seu caso, considere a possibilidade de trabalhar com um terapeuta para conversar sobre o lado emocional da jornada.

NAVEGANDO PELO DESCONHECIDO

A maioria dos meus pacientes mantém a perda com facilidade, especialmente em comparação com suas experiências anteriores. Eles tiveram um ano para reconectar o cérebro e criar novos hábitos e rotinas básicas, além de ainda serem apoiados pelo GLP-1. Eles se sentem bem e se acomodam confortavelmente em um novo estilo de vida que funciona para eles. Continuam se pesando diariamente, e não há muita surpresa na balança.

E então... em algum momento entre 6 meses e 1 ano de seu peso estável, algo acontece. Uma reviravolta na vida e, de repente, ele se vê navegando no desconhecido. O evento pode ser positivo (uma promoção no trabalho, uma mudança de endereço) ou negativo (a perda de um ente querido, um problema de saúde, problemas financeiros), mas, de qualquer forma, traz o estresse da mudança rápida. Esses são os períodos de instabilidade nos quais é mais provável que ocorra a recuperação do peso – sim, mesmo durante o uso de GLP-1s.

Você não pode impedir que a mudança aconteça, mas pode **aprender a identificar os sinais de alerta** que sugerem que sua manutenção está em risco, para que possa tomar providências e, se necessário, pedir ajuda.

ATENÇÃO AOS SINAIS DE ALERTA

Minha paciente Beth havia emagrecido 34 quilos em um período de dois anos e manteve essa perda com facilidade por mais dois anos. Ela vinha me visitar uma vez por trimestre, sempre com um registro de pesagem diária.

Então, em um trimestre, ela apareceu para uma visita e me disse que havia parado de se pesar há dois meses.

Sinal de alerta 1: você pula as pesagens diárias

Beth, que tinha 40 e poucos anos, explicou que havia passado por duas grandes mudanças na vida desde a última vez que nos encontramos. Semanas depois de começar a trabalhar em um novo emprego, ela também havia trocado de pílula anticoncepcional, recomendação de seu médico para controlar a piora dos problemas pré-menstruais. Ela ficou estressada com a mudança, pois o médico alertou que a nova pílula provavelmente causaria ganho de peso, mas ela sabia que precisava priorizar sua saúde mental.

Com a nova pílula, ela engordou rapidamente 3 quilos. Naquele momento, ela disse a si mesma que era "razoável" parar de se pesar; ela já estava estressada o suficiente e não queria que o número a perturbasse ainda mais. Ela começou a tentar medir o peso de acordo com o caimento das roupas, o que gerou mais estresse porque as calças estavam apertadas e ela achava que tinha engordado ainda mais.

Durante nossa consulta, ela finalmente se pesou e descobriu que não havia ganhado peso desde o salto inicial. Isso aliviou sua ansiedade, que havia aumentado substancialmente ao longo das semanas. Quando gentilmente sugeri que deixar de se pesar era uma resposta ao estresse em vez de uma maneira sensata de gerenciar o impacto de um novo medicamento, ela concordou. "Parece óbvio agora, mas eu precisava que alguém apontasse isso para mim", disse ela. "Os dados realmente ajudam." Ficou claro que o novo medicamento havia tirado seu senso de controle, permitindo o ressurgimento de um relacionamento emocional com a balança.

Juntas, decidimos aumentar a dosagem temporariamente para ajudá-la a perder os 3 quilos, e ela optou por consultas mensais até que seus hábitos e sua saúde voltassem aos trilhos. Também sugeri que ela levasse nossa conversa para sua consulta semanal de terapia.

O que fazer: a ajuda profissional é ótima se você a tiver, mas há medidas poderosas que você pode tomar por conta própria. Se você não se perceber pulando as pesagens diárias, use seu diário para explorar os fatores práticos ou emocionais que o estão impedindo de fazer as coisas que comprovadamente funcionam. Revisite os *Fundamentos mentais* no capítulo 7. E, se você parou de se pesar completamente, converse sobre o problema com um ente querido de confiança que possa ajudá-lo a voltar ao caminho certo.

Sinal de alerta 2: você não compra a medicação ou atrasa a aplicação da dose

Meu paciente Fred chegou depois de ter recuperado 5 quilos. Ele me disse que estava ocupado demais para tomar o medicamento e que tinha "pulado fora do barco". Investigamos um pouco mais e ele me disse que sua sogra havia falecido. Ele passou 6 semanas cuidando sozinho da filha adolescente enquanto a esposa cuidava da mãe no hospital psiquiátrico. Para tornar as coisas mais desafiadoras, sua esposa era quem cuidava das receitas médicas da família.

Outra paciente parou de tomar a medicação duas vezes, primeiro quando teve um período estressante no trabalho e depois por conta de uma grande mudança em sua vida. Os motivos que ela listou para parar eram práticos – ainda não havia encontrado uma farmácia na nova cidade e estava muito ocupada com compromissos de trabalho. No entanto, por trás desses motivos havia um histórico de trauma de infância que dificultava o controle do estresse emocional.

O que fazer: às vezes, mudanças inesperadas na vida criam obstáculos reais para conseguir pegar ou tomar a medicação. Por isso, torne o processo o mais simples possível: dá para automatizar a entrega pelo correio? Ou trocar para uma farmácia mais próxima ou com horários mais convenientes? Coloque um lembrete no seu celular alguns dias antes de quando precisar renovar a receita, para ter tempo de se organizar e garantir que não falte nenhuma dose.

Quando o obstáculo entre você e seu medicamento for emocional, esse é o momento de rever seus motivos. Converse com amigos e pessoas em quem confia. Se você não teve um companheiro de responsabilidade ao longo da jornada, agora é a hora de encontrar um. Além disso, marque uma consulta para discutir o assunto com seu médico.

Sinal de alerta 3: você não está se alimentando direito

Se você se pegar de repente exagerando na sua comida favorita após meses sem pensar nisso, já sabe que a mudança está no ar.

Meu paciente Mark havia mantido uma perda de peso de 22 quilos por mais de dois anos, continuando a tomar a dose completa de Wegovy, quando rapidamente engordou 3 quilos. Durante um período de estresse significativo no trabalho, além de cuidar de seu cachorro doente, ele parou de usar o *delivery* e de fazer compras no supermercado. Isso acontece muito com as pessoas, mesmo quando elas têm suas refeições automatizadas por um serviço. Quando nosso cérebro fica sobrecarregado, até mesmo escolher em uma lista de opções ou ler os e-mails de um serviço de refeições parece demais.

Com a geladeira vazia, Mark começou a encher a despensa de lanches e a comprar salgadinhos e batatas fritas – sua comida de conforto preferida – no caminho de casa para o trabalho. Na primeira vez que isso aconteceu, ele percebeu e retomou o diário alimentar. No entanto, 3 dias registrando lanches e *junk food* fizeram com que ele se sentisse culpado, por isso parou de registrar e passou a fazer escolhas erradas.

Em momentos de tristeza, mágoa e estresse, às vezes acontecem ganhos. Queremos que o caos externo seja espelhado pelo caos interno. Aceite, não julgue. Isso torna muito mais fácil ajustar rapidamente o curso à medida que o solo sob você se assenta. Felizmente, Mark não havia parado de se pesar, e atingir a marca de 3 quilos despertou algo nele. Ele decidiu voltar aos *Fundamentos*, comendo as mesmas poucas refeições focadas em proteínas repetidamente por algumas semanas, de modo que não precisasse fazer escolhas nem pensar muito em comida.

O que fazer: retomar os *Fundamentos dos hábitos* e *da alimentação*. Escolha algumas receitas saudáveis favoritas e dê atenção extra ao planejamento semanal das refeições. Quanto mais você planejar, menos suas escolhas alimentares serão guiadas por seus impulsos emocionais.

Sinal de alerta 4: você quer parar seu medicamento para sair de férias ou celebrar um evento importante

Se você está pensando em pausar seu medicamento por uma ou duas semanas para "curtir melhor" aquelas férias dos sonhos ou um fim de semana especial, é um sinal vermelho – muitas vezes um reflexo daquele velho padrão de comportamento de restrição-restrição-exagero. O que geralmente acontece é que essa "pausa planejada" vira uma interrupção prolongada... e você volta a engordar.

O que fazer: reescreva o roteiro mental que lhe diz que a única maneira de desfrutar das férias de verdade é exagerando na comida e na bebida. É possível desfrutar de tudo isso com moderação. Foque as atividades que lhe dão mais prazer, seja relaxar com a família, explorar uma nova cidade, experimentar esportes diferentes ou apreciar a natureza. Se suas férias seriam "chatas" sem álcool, repense as férias!

Para se manter ancorado na saúde, leve uma balança portátil junto com sua escova de dentes – hábitos diários simples e fáceis, lembra? Quando meus pacientes seguem esse conselho, eles voltam para casa e me dizem: "Nem acredito, eu me diverti muito!" e "Esta é a primeira vez que volto das férias me sentindo descansado e revigorado!".

O que fazer quando tudo desanda

Quando sua rotina está um caos e os sinais de alerta começam a aparecer, você precisa de estrutura. Apoie-se nos *Fundamentos*. Para se proteger da sobrecarga, siga este passo a passo diariamente:

- Pese-se.
- Consuma de 20 a 40 gramas de proteína por refeição.
- Registre os alimentos consumidos e as emoções envolvidas.
- Leia e repita os seus "porquês".

COMO LIDAR COM INTERRUPÇÕES PLANEJADAS OU NÃO PLANEJADAS DE MEDICAMENTOS

Se você precisar fazer um procedimento médico que envolva anestesia, deve parar sete dias antes de tomar a medicação com GLP-1, de acordo com a orientação da Sociedade Americana de Anestesiologistas.[1] Sem essa pausa, o receio é que o atraso no esvaziamento gástrico causado pelos GLP-1s resulte em alimentos parados no estômago por mais tempo do que a regra do "jejum antes da meia-noite", especialmente se a aplicação for feita nas 72 horas que antecedem a cirurgia.

Apesar dessa orientação, já tive pacientes que foram orientados por um médico a interromper a medicação até quatro semanas antes. Isso é uma informação equivocada e atrapalharia totalmente a retomada da medicação. Se lhe disserem para pausar a medicação por mais de uma semana, peça ao médico que prescreveu a medicação para atualizar a equipe de anestesiologia sobre as orientações atuais. Para conseguir a pausa de sete dias, recomendo que você aumente ou diminua a medicação em um ou dois dias por semana antes do procedimento, para limitar ao máximo a interrupção.

Em algum momento você poderá enfrentar uma interrupção mais longa de seus medicamentos. Devido a finanças, mudanças no plano de saúde ou por conta de escassez, você pode perder o acesso à medicação. As mulheres podem precisar parar de tomar os medicamentos por período prolongado em razão de gravidez e amamentação. Essas interrupções podem ser assustadoras, mas você tem opções.

Diminua a dosagem. É melhor para o corpo parar de tomar a medicação lentamente, e, enquanto você diminui a dosagem, pode melhorar sua dieta e realmente se concentrar no treinamento de força para ajudar a se manter enquanto estiver sem a medicação. Se você tiver que fazer uma compra com seu próprio dinheiro, converse com seu médico sobre como fazer com que ela dure mais.

Experimente outro medicamento para emagrecimento. Os GLP-1 são os melhores, mas não são os únicos. Outro medicamento, como Qsymia ou Contrave, ou até mesmo um estabilizador de açúcar no sangue, como a metformina, pode ajudá-lo a manter o peso durante uma interrupção. Converse sobre as opções com seu médico.

Mudar para uma dieta com pouco carboidrato. Embora a maioria das pessoas não consiga manter um plano tão restritivo em longo prazo, essa é uma ótima opção para interrupções de curto prazo, como gravidez ou perda temporária da cobertura do plano de saúde. A retirada dos carboidratos de sua dieta reduzirá a fome e manterá o açúcar no sangue estável, refletindo os efeitos dos GLP-1s[III].

III Estudos mostram que pacientes que interrompem os GLP-1s sem acompanhamento recuperam, em média, dois terços do peso perdido em um ano. Já aqueles que mantêm um plano estruturado conseguem manter a maior parte da perda. Então, se o tratamento for interrompido, estratégias para manter os resultados são essenciais para evitar o efeito sanfona. Ter uma equipe multidisciplinar com educador físico e nutricionista também é de grande ajuda.
Ajuste alimentar: priorizar proteínas e fibras para controle da saciedade. Atividade física regular: exercícios de resistência (musculares) ajudam a manter o metabolismo ativo. Monitoramento contínuo: consultas médicas periódicas para ajustes, se necessário (N. Rev).

SEÇÃO IV

RECEITAS E REFEIÇÕES FORA DE CASA

CAPÍTULO 12

Refeições simples e práticas para quando você não estiver com vontade de comer

Nos primeiros 4 a 8 meses de sua vida com GLP-1, pode guardar seus livros de receitas sofisticados, mas não os jogue fora. Se cozinhar for uma parte importante de sua vida, sua vontade de ter novas experiências na cozinha acabará voltando. E, no que diz respeito à comida, esse período de sua vida será voltado para a simplicidade. (Mais uma vez, apoie-se nos *Fundamentos da alimentação* por enquanto.)

Aqui estão as quatro estratégias que usamos na SoWell para ajudar os pacientes a passar por aqueles meses em que eles não têm muito interesse em comer, muito menos em cozinhar.

ESTRATÉGIA 1 - ESCOLHA TRÊS

Você não vai querer passar muito tempo pensando em comer. Portanto, quando fizer o planejamento semanal das refeições, escolha três de cada tipo de refeição (café da manhã, almoço e jantar) e repita-as até se cansar. Depois, escolha mais três. É muito mais provável que você coma quando não precisa tomar nenhuma decisão.

ESTRATÉGIA 2 - UM ALIMENTO, MUITAS FORMAS DE FAZER

Compre ou prepare algumas proteínas básicas preferidas que podem ser mantidas na geladeira durante toda a semana e transformadas em várias refeições. Minha favorita é o frango desfiado – você o verá em minha receita de salada de frango na página 178, e eu também o coloco em sopas, saladas e *wraps*. É incrivelmente versátil. Sua salada favorita pode ser uma salada cremosa (como uma salada de ovo, salada de atum ou salada de frango) ou um prato grande de molho de tomate com pedaços coberto com ricota em um dia e que no dia seguinte você come com um pouco de massa ou batata. Dê uma olhada no quadro da página 161 para obter uma ótima lista de ideias para colocar essa estratégia em ação.

ESTRATÉGIA 3 - ALIMENTOS RECONFORTANTES, MAS COM PROTEÍNAS

Quando você realmente não quer comer "comida normal", os alimentos que imitam lanches e sobremesas tendem a ter mais apelo – então vamos fazer versões saudáveis e com alto teor de proteína. Essas receitas são fáceis de preparar e podem realmente ser uma boa opção para esses momentos.

Proteínas em pó, iogurte grego, queijo *cottage* e frutas podem ser misturados para criar uma variedade ilimitada de refeições repletas de proteínas, personalizadas de acordo com seu gosto. A adição de adoçantes e misturas sem açúcar para pudim pode dar uma sensação ainda maior de "conforto", mas, caso queira evitar adoçantes, basta misturar queijo *cottage* ou iogurte grego com frutas vermelhas, nozes, canela e uma pitada de extrato de baunilha. Se precisar de mais proteína, adicione uma colher de proteína em pó. Os pudins ficam ainda mais deliciosos com coberturas – experimente adicionar amêndoas laminadas, sementes de chia, sementes de abóbora, sementes de cânhamo, frutas vermelhas, banana fatiada e/ou coco ralado sem açúcar.

Quando se trata de produtos lácteos, sempre recomendo as versões integrais porque elas estão mais próximas do alimento integral e fornecem mais nutrientes. Mas, caso prefira o sabor das versões com baixo teor de gordura ou se achar que são de mais fácil digestão, vá em frente.

ESTRATÉGIA 4 - CALDO DE OSSO BOVINO

Se estiver lutando contra a náusea ou não conseguir comer, use o caldo de osso. Ele tem 12 gramas de proteína por xícara, portanto você obterá pelo menos alguns nutrientes e se manterá hidratado. Certifique-se apenas de comprar caldo **de osso bovino**, e não caldo comum, que tem muito pouco nutriente. Você pode fazer o seu próprio caldo; contudo, ele requer um mínimo de 12 horas de cozimento no fogão. É possível acelerar o tempo usando uma panela de pressão, mas recomendo que você compre alguns prontos para ter à mão – a conveniência é importante nos primeiros dias. As sopas são uma opção reconfortante em todos os momentos e são ótimas para refeições em família, servidas com pão e manteiga de acompanhamento, além de saciar crianças famintas.

Proteínas que você não precisa cozinhar (Compradas prontas e fáceis de montar)

VOCÊ TEM	VOCÊ PODE FAZER
Frango assado	Saladas, sanduíches, frango desfiado
Saladas de frango, atum, peixe branco ou ovo	Marmitas rápidas: saladas, *wraps* e sanduíches
Carne de porco desfiada, frango desfiado	Saladas, tacos, *bowls* com arroz de couve-flor
Camarão cozido	Coquetel de camarão, refogado, tacos, com alho e manteiga (estilo "scampi")

Mais proteínas prontas

VOCÊ TEM	VOCÊ PODE FAZER
Peito de peru, rosbife, presunto, queijos, salame	Sanduíches, saladas, tábuas de frios
Ovos cozidos	Saladas, sanduíches, ovos recheados
Tofu assado ou temperado	Com legumes, refogado, saladas
Queijo feta ou de cabra	Saladas, pratos assados com tomate, aspargos, vagem e brócolis
Queijo *cottage*	Pudins, patês cremosos, ovos mexidos
Iogurte	Puro ou com frutas vermelhas
Peixe defumado (p. ex., *carpaccio* de salmão)	Saladas, *wraps*, com *crackers* de sementes
Linguiça e almôndegas	Com molho de tomate, ricota e muçarela — estilo lasanha

RECEITAS SOWELL

Todas as receitas incluídas aqui fornecem pelo menos 20 gramas de proteína por porção. Elas são simples de fazer, saborosas e de fácil digestão para pessoas nos estágios iniciais de sua jornada com o GLP-1, e podem ser apreciadas por qualquer pessoa, a qualquer momento!

SMOOTHIES

As combinações para *smoothies* repletos de proteínas são ilimitadas seguindo esta equação:

1 xícara de água, leite ou alternativa ao leite

+

1 porção de proteína em pó

+

½ xícara de iogurte grego (também pode usar queijo *cottage* ou tofu sedoso)

+

½ xícara de frutas frescas ou congeladas (opcional)

+

½ xícara de vegetais frescos ou congelados, como espinafre, abobrinha ou couve-flor (opcional)

+

1 xícara de cubos de gelo (opcional)

+

1 colher de sopa de manteiga de nozes, sementes de chia ou sementes de linhaça (opcional)

+

½ a 1 colher de chá de canela, baunilha ou cacau em pó (opcional)

Essa equação básica produzirá um *smoothie* com aproximadamente 40 a 50 gramas de proteína, dependendo da sua escolha de leite. Há a seguir algumas de nossas combinações de sabores favoritas. Basta combinar todos os ingredientes em um liquidificador, bater até ficar cremoso, despejar em um copo e saborear!

PASTA DE AMENDOIM COM FRUTAS VERMELHAS

1 xícara de água ou leite
1 porção de proteína em pó de baunilha
½ xícara de iogurte grego ou queijo *cottage*
½ xícara de frutas vermelhas congeladas
1 xícara de cubos de gelo
1 colher de sopa de pasta de amendoim
1 colher de sopa de sementes de chia

A SELVA (PITAYA + ESPINAFRE)

1 xícara de água ou leite
1 porção de proteína em pó de baunilha
½ xícara de iogurte grego ou queijo *cottage*
½ xícara de pitayas congeladas em pedaços
½ xícara de espinafre congelado
1 xícara de cubos de gelo

BANANA COM CANELA

1 xícara de água ou leite
1 porção de proteína em pó de baunilha
½ xícara de iogurte grego ou queijo *cottage*
1 banana pequena
1 xícara de cubos de gelo
1 colher de sopa de sementes de chia
½ colher de chá de canela

CHOCOLATE

1 xícara de água ou leite
1 porção de proteína de chocolate em pó
½ xícara de iogurte grego ou queijo *cottage*
½ xícara de abobrinha congelada
1 xícara de cubos de gelo
1 colher de sopa de sementes de chia
1 colher de sopa de cacau em pó (opcional, para dar mais sabor)

OVOS E CAFÉ DA MANHÃ

Ovos no café da manhã são uma boa fonte de energia nos primeiros dias da perda de peso com GLP-1, fornecendo uma base de proteína fácil e saborosa. Mas podem ser uma excelente refeição a qualquer hora do dia.

MUFFINS DE OVO COM QUEIJO *COTTAGE* CREMOSO

São bem parecidos com os que encontramos em diversas redes de cafeterias, mas meus amigos e familiares dizem que estes são ainda mais gostosos! Você pode personalizar a receita adicionando ¼ de xícara de qualquer uma das seguintes coberturas antes do cozimento: bacon cozido picado, espinafre, tomate, cebola ou pimentão.

Os *muffins* podem ser armazenados em um recipiente hermético por até 5 dias e reaquecidos no micro-ondas.

6 ovos
1 xícara de queijo *cottage*
½ xícara de queijo ralado de sua escolha
¼ xícara de farinha de amêndoas

Pré-aqueça o forno a 180°C. Unte uma forma de *muffin* antiaderente (gosto de usar *spray* de cozinha com óleo de abacate). Coloque uma chaleira de água para ferver e, em seguida, despeje água suficiente em uma assadeira de 23 x 33 cm para enchê-la até a metade. Com cuidado, coloque a assadeira na grade inferior do forno. (Isso criará vapor, o que ajudará a deixar os ovos bonitos e macios.)

Em um liquidificador, misture os ovos, o queijo *cottage*, o queijo ralado e a farinha de amêndoas. Misture até ficar homogêneo. Despeje a mistura de ovos uniformemente na forma de *muffin*, enchendo cada cavidade com cerca de ¾ da capacidade. Se estiver adicionando coberturas, polvilhe-as por cima e use uma colher para ajudar a empurrá-las para baixo, de modo que a mistura de ovos cubra apenas as coberturas.

Coloque a forma de *muffin* na grade do meio do forno e asse por 20 a 25 minutos, até que os *muffins* estejam firmes. Deixe-os esfriarem por cerca de 5 minutos e, em seguida, retire-os cuidadosamente da forma.

Rendimento: 4 porções (12 *muffins* no total)

ASSADO DE LINGUIÇA, OVO E ESPINAFRE

Meio quilo de linguiça
2 xícaras de espinafre fresco picado
3 tomates picados
6 cebolas verdes picadas
10 ovos
½ xícara de queijo ralado de sua escolha (opcional)
½ colher de chá de alho
Sal e pimenta a gosto

Preaqueça o forno a 180°C e unte levemente uma assadeira de 30 x 20 cm. Em uma frigideira em fogo médio, doure e esfarele a linguiça até que esteja totalmente cozida. Adicione o espinafre, os tomates e a cebola à frigideira. Misture e cozinhe até que os legumes estejam macios, cerca de 2 minutos. Despeje a mistura de carne e vegetais na assadeira.

Em uma tigela separada, quebre 10 ovos e bata bem. Acrescente o queijo ralado, se for usar, e despeje a mistura de ovos sobre a carne e os vegetais na assadeira.

Coloque no forno e asse por 25 a 30 minutos, até que os ovos estejam completamente firmes.

Rendimento: cerca de 8 porções

MINGAU DE AVEIA RICA EM PROTEÍNAS

O mingau de aveia é uma refeição saborosa e rica em fibras e, com uma porção de proteína em pó, trará ainda mais saciedade. Adicione à sua tigela sementes de chia, amêndoas laminadas ou frutas vermelhas para dar mais sabor.

½ xícara de aveia em flocos
1 xícara de água ou leite (qualquer tipo)
1 porção de proteína em pó de baunilha

Em uma panela pequena, ferva a água ou o leite. Adicione a aveia, reduza o fogo para médio e mexa de vez em quando. Quando a aveia estiver espessa, normalmente cerca de 5 minutos, retire do fogo e acrescente a proteína em pó.

Rendimento: 1 porção

PANQUECA PROTEICA

Elas não têm exatamente o mesmo sabor das panquecas tradicionais – elas têm um sabor ainda melhor e não o deixarão com preguiça e fome 20 minutos após a refeição.

¾ de xícara de farinha de amêndoas
½ xícara de queijo *cottage*
2 ovos grandes
1 colher de chá de extrato de baunilha

1 colher de chá de fermento em pó
1 colher de chá de manteiga ou óleo

Em um liquidificador ou processador de alimentos, bata os ingredientes até ficarem homogêneos. Preaqueça uma frigideira ou grelha em fogo médio. Cubra levemente com manteiga ou óleo. Despeje cerca de ¼ de xícara de massa na frigideira por panqueca e cozinhe por 2 a 3 minutos até que as bordas pareçam firmes. Vire as panquecas e cozinhe por mais 1 a 2 minutos ou até que estejam cozidas.

Rendimento: 2 porções

PUDINS

Para as duas variações de pudim com proteína a seguir, misture os ingredientes em uma tigela média até que fique completamente homogêneo e, em seguida, cubra a tigela. Deixe descansar na geladeira por 30 minutos antes de saborear. *Cada receita rende uma porção.*

PUDIM DE BAUNILHA

½ pacote de mistura para pudim de baunilha sem açúcar
1 xícara de leite de sua escolha
1 porção de proteína em pó de baunilha

PUDIM DE IOGURTE COM CHOCOLATE

⅔ de xícara de iogurte grego
1 porção de proteína de chocolate em pó
Rendimento: 1 porção

PROTEÍNAS BÁSICAS PARA O PREPARO DE REFEIÇÕES

FRANGO DESFIADO

Esta é a minha proteína preferida para preparar refeições, pois pode ser usada de diversas maneiras: saladas, sanduíches, sopas – ou para aumentar facilmente o teor de proteína de praticamente qualquer prato. Meio quilo de peito de frango rende cerca de 3 xícaras de frango desfiado.

Meio quilo de peito de frango sem osso e sem pele
2 colheres de sopa de azeite de oliva
Sal e pimenta a gosto
1 a 2 xícaras de caldo de galinha ou água

Tempere o frango com sal e pimenta. Aqueça o azeite de oliva em uma frigideira média em fogo médio. Coloque o frango na frigideira por 5 minutos e, em seguida, vire-o com um pegador, cozinhando por mais 5 minutos. Acrescente o caldo de galinha ou a água à frigideira e leve o líquido para ferver suavemente. Quando ferver, tampe a panela e reduza o fogo para baixo.

Cozinhe o frango por mais 8 a 10 minutos ou até que fique macio. Deixe o frango esfriar um pouco e, em seguida, desfie a carne usando dois garfos.

Armazene em um recipiente hermético na geladeira ou no *freezer*.

Rendimento: 4 porções

CALDO DE OSSO BOVINO

O caldo de osso pode ser feito com uma variedade de ossos de animais, mas, para simplificar, esta receita usa ossos de tutano de boi. Sinta-se à vontade para misturar, priorizando ossos que tenham muita cartilagem, tecido e tutano, o que criará a gelatina rica em proteínas que torna o caldo de osso um superalimento. A receita a seguir é básica, mas você pode ser criativo adicionando qualquer tempero que desejar. Eu gosto de temperos quentes, como especiarias chinesas e gengibre. Se você tiver panela de pressão, pode acelerar o processo: cozinhe em fogo alto por mais ou menos 1 hora e, em seguida, aguarde a liberação natural da pressão.

2 a 3 kg de ossos de tutano de boi
1 cebola cortada ao meio
1 cabeça de alho, cortada ao meio
1 cenoura em pedaços
3 a 4 talos de aipo (salsão)
8 a 10 xícaras de água (ou o suficiente para cobrir os ossos)
Sal e pimenta a gosto

Preaqueça o forno para grelhar e espalhe os ossos em uma assadeira grande. Asse os ossos na grade do meio do forno por cerca de 5 minutos e, em seguida, vire e volte ao forno por mais 5 minutos, ou até que os ossos estejam dourados.

Usando pinças, transfira os ossos quentes para a panela de cozimento lento e, em seguida, adicione a cebola, o alho, a cenoura, o aipo e a água. Cozinhe em fogo baixo por pelo menos 12 ou até 24 horas. (Quanto mais tempo cozinhar, mais rico será o caldo.) Deixe esfriar e, em seguida, passe o caldo por uma peneira de malha fina em uma panela grande. Quando esfriar, retire a gordura da parte superior. Congele o caldo em bandejas de cubos de gelo e guarde-o em sacos com fecho hermético (*ziplock*). Você pode usar em sopas, molhos ou tomar puro. Basta retirar alguns cubos, colocá-los em uma caneca e levar ao micro-ondas. Se for armazenado na geladeira, o caldo durará 3 dias.

Rendimento: de 8 a 10 porções

CARNE DE PORCO DESFIADA NO MOLHO *CHIPOTLE*

Estes sabores defumados e de tomate lembram a tradicional culinária mexicana. O filé-mignon suíno cozinha relativamente rápido e permite que você aumente a receita facilmente, conforme necessário. Essa carne de porco desfiada fica deliciosa em tacos, burritos e saladas. Sirva com suas coberturas favoritas, como creme azedo caseiro, queijo ralado, cebola em conserva, alface picada, vinagrete, coentro fresco e *jalapeños* frescos ou em conserva.

2 colheres de sopa de azeite de oliva
1 cebola média
3 a 5 dentes de alho picados

1 colher de chá de sal
1 colher de chá de cominho moído
1 colher de chá de orégano
½ colher de chá de páprica defumada
1 xícara de purê de tomate ou tomates picados
1 pimenta *chipotle* enlatada ou qualquer outra pimenta de sua preferência, picada
1 quilo de filé-mignon suíno (cortados ao meio)
2 folhas de louro

Em uma frigideira média, aqueça o azeite de oliva em fogo médio. Adicione a cebola e o alho e cozinhe até a cebola murchar, de 3 a 5 minutos. Acrescente o sal, o cominho, o orégano e a páprica e cozinhe até que você sinta o aroma dos temperos, cerca de 3 minutos mais. Acrescente o purê de tomate e o *chipotle*.

Transfira o molho para uma panela elétrica do tipo "*slow cooker*" (ou use uma panela de pressão). Adicione a carne de porco e as folhas de louro. Tampe e cozinhe em fogo baixo até que a carne esteja macia, de 3 a 4 horas na panela "*slow cooker*" ou 10 a 12 minutos na panela de pressão, após pegar pressão.

Retire a carne do molho e transfira-a para um prato. Use dois garfos para desfiar a carne e, em seguida, coloque-a de volta na panela e misture-a ao molho. Deixe cozinhar em fogo brando por mais 5 a 10 minutos antes de servir.

Rendimento: de 6 a 8 porções

SOPAS E ENSOPADOS

SOPA PICANTE DE LENTILHA

Mesmo as pessoas que não tinham o hábito de consumir lentilhas rapidamente acabam por incorporá-las ao cardápio do dia a dia. Elas são macias, saborosas e cheias de proteínas e fibras.

1 colher de sopa de azeite de oliva
¼ de xícara de cebola picada

5 dentes de alho picados
1 xícara de aipo (salsão) picado
1 colher de sopa de molho de tomate
4 xícaras de caldo de sua escolha (ou caldo de osso para proteína extra)
1½ xícara de lentilha
1 colher de chá de páprica
½ colher de chá de curry em pó (opcional)
¼ de colher de chá de cominho moído
½ a 1 xícara de espinafre picado
Sal e pimenta-do-reino

Em uma panela de sopa, aqueça o óleo em fogo médio. Adicione a cebola e cozinhe por 5 minutos. Acrescente o alho e o aipo e cozinhe, mexendo ocasionalmente, por mais 10 minutos. Acrescente o molho de tomate e, em seguida, o caldo. Acrescente as lentilhas e aumente o fogo para alto. Deixe ferver suavemente, cubra e cozinhe por 20 minutos. Acrescente a páprica, o *curry* em pó e o cominho. Acrescente o espinafre, espere 5 minutos, sirva e delicie-se!

Rendimento: 6 porções

SOPA MEXICANA

Minha família adora esta receita! Uma explosão de sabores, finalizada com tirinhas crocantes de tortilha. Você pode colocar as coberturas que preferir.

2 colheres de sopa de azeite de oliva
1 cebola picada
3 dentes de alho picados
¼ de colher de chá de cominho
½ colher de chá de páprica picante
4 xícaras de caldo de galinha
1 lata de tomates em cubos (com pimentões verdes assados, se possível)
2 xícaras de frango desfiado

1 lata de feijão (opcional)
1 xícara de milho (opcional)

Aqueça o azeite de oliva em uma panela grande em fogo médio. Acrescente a cebola e o alho picados e cozinhe até amolecerem, por cerca de 5 minutos. Acrescente o cominho e a páprica e cozinhe por mais 1 a 2 minutos. Acrescente os tomates em cubos e o caldo de galinha e deixe ferver.
Reduza o fogo, cubra e cozinhe em fogo brando por 30 minutos.
Com cuidado, coloque a sopa quente em um liquidificador e bata até ficar homogênea (você também pode usar um *mixer* diretamente na panela).
Despeje a sopa de volta na panela, acrescentando feijão, milho e frango desfiado. Finalize com a cobertura de sua preferência.

Rendimento: 4 porções

SOPA DE FRANGO DE 20 MINUTOS

Embora eu adore preparar uma canja de galinha completa do zero, esta versão é uma maneira saborosa e nutritiva de ingerir proteínas e vegetais em pouco tempo.

2 colheres de sopa de azeite de oliva
1 cebola, cortada em cubos finos
3 dentes de alho picados
2 cenouras, descascadas e cortadas em cubos
2 talos de aipo (salsão), cortados em cubos
6 xícaras de caldo de galinha (ou caldo de osso, para obter mais proteína)
2 xícaras de frango desfiado
2 colheres de chá de salsinha
½ colher de chá de orégano
½ colher de chá de manjericão
Sal e pimenta a gosto
Salsa fresca picada (para decorar)

Aqueça o azeite de oliva em uma panela grande em fogo médio. Acrescente a cebola, as cenouras e o aipo, refogando por cerca de 3 a 5 minutos até que os legumes amoleçam. Acrescente o alho e cozinhe por mais um minuto. Acrescente a salsinha, o orégano e o manjericão. Despeje o caldo de galinha. Ferva a mistura e, em seguida, abaixe o fogo. Acrescente o frango desfiado e cozinhe por mais 15 minutos. Adicione sal e pimenta a gosto e decore com salsa fresca.

Rendimento: 4 porções

SOPA DE LASANHA

Esta divertida versão da lasanha agradará até mesmo as pessoas que acham que sopa não é refeição. Ela sacia e remete ao sabor da clássica lasanha, mas com muito menos chance de te dar dor de estômago.

2 colheres de sopa de manteiga sem sal
1 cebola média, cortada em cubos
2 dentes de alho picados
Sal e pimenta-do-reino
Meio quilo de carne moída
4 xícaras de caldo de carne
2½ xícaras de molho de tomate previamente preparado
½ xícara de creme de leite
½ xícara de ricota integral, e mais um pouco para
finalizar o prato
½ xícara de queijo parmesão ralado
¼ xícara de manjericão fresco picado

Em uma panela grande, derreta a manteiga em fogo médio-baixo. Adicione a cebola, o alho e uma pitada de sal e pimenta. Cozinhe até que a cebola esteja translúcida, ou seja, de 5 a 8 minutos. Aumente o fogo para médio-alto e adicione a carne moída. Cozinhe até dourar (7 a 10 minutos), mexendo a carne enquanto cozinha. Retire o excesso de gordura da panela.

Adicione o caldo e o molho de tomate à panela e deixe ferver. Acrescente o creme de leite e a ricota. Abaixe o fogo para manter a fervura e cozinhe por

30 a 45 minutos. Prove e tempere com sal e pimenta. Sirva em tigelas, coberto com manjericão, queijo parmesão e ricota extra.

Rendimento: 7 porções

CHILI DE PERU MOÍDO

Esta opção é ótima para o jantar e agrada tanto as crianças quanto os adultos. Não se limite a esta receita e experimente outros ingredientes de acordo com a sua preferência. O que há na sua geladeira vai te dar um norte.

1 colher de sopa de azeite de oliva
1 cebola grande picada
1 pimentão vermelho, fatiado
2 dentes de alho, picados
1 kg de peru moído
1 lata de tomates em cubos, incluindo o suco
1½ xícara de caldo de carne (ou outro caldo de sua escolha)
3 colheres de sopa de molho de tomate
1 colher de chá de sal
¾ de colher de chá de pimenta-do-reino
½ colher de chá de pimenta em pó (ou páprica picante)
115 g de queijo cheddar, ralado, para servir
225 g de creme azedo (*sour cream*) ou iogurte grego puro, para servir
½ xícara de salsinha fresca picada, para servir

Em uma panela ou frigideira grande e antiaderente, aqueça o azeite de oliva em fogo médio. Acrescente a cebola, o pimentão e o alho e cozinhe até que você sinta o aroma, de 1 a 2 minutos. Cozinhe em fogo alto e adicione o peru moído. Vá mexendo a carne, até que esteja quase dourada, ou cerca de 8 minutos.

Acrescente os tomates, o caldo, o molho de tomate, o sal, a pimenta-do-reino e a pimenta em pó e abaixe o fogo. Tampe e cozinhe em fogo brando por 1½ a 2 horas, até engrossar. Prove e ajuste os temperos.

Coloque em tigelas e sirva coberto com o queijo cheddar, o creme azedo e a salsa.

Rendimento: 8 porções

SALADAS

Gosto de saladas simples de ovo ou frango, que ajudam os pacientes a obter uma grande quantidade de proteína, mesmo em porções pequenas. Podem ser à base de alface, servidas em um *wrap* com baixo teor de carboidratos ou, às vezes, o melhor é comê-las sozinhos.

SALADA DE OVOS

8 ovos cozidos, descascados
½ xícara de maionese
1 colher de sopa de mostarda
2 colheres de sopa de coentro ou salsa picado
Sal e pimenta a gosto

Pique os ovos cozidos e coloque-os em uma tigela grande. Adicione a maionese, a mostarda e o coentro ou salsa. Tempere com sal e pimenta a gosto.

Rendimento: de 2 a 3 porções

SALADA DE FRANGO COM MOSTARDA E MEL

½ xícara de iogurte grego (2% ou mais)
¼ de xícara de maionese
1 colher de sopa de mel
2 colheres de sopa de mostarda
3 xícaras de frango desfiado
2 talos de aipo, cortados em cubos
¼ de cebola branca picada
Sal e pimenta a gosto

Em uma tigela pequena, misture o iogurte grego, a maionese, o mel e a mostarda. Em uma tigela grande, misture o frango, o aipo e a cebola. Adicione o conteúdo da tigela pequena à tigela grande e mexa bem. Tempere com sal e pimenta a gosto.

Rendimento: 4 porções

SALADA DO CHEF

Essa salada clássica é sempre uma boa pedida. Se preferir, substitua o vinagre e o azeite pelo molho de sua preferência.

½ a 1 pé de alface, picada
1 fatia de bacon, cozida e picada
½ abacate médio, picado
100 g de peito de frango cozido, picado
28 g de queijo cheddar, ralado
1 ovo cozido grande, picado
Sal e pimenta-do-reino
1 colher de sopa de azeite de oliva
1 colher de sopa de vinagre de maçã

Coloque a alface em uma saladeira grande. Cubra com o bacon, o abacate, o frango, o queijo e o ovo. Tempere com sal e pimenta a gosto. Regue com o azeite de oliva e o vinagre e saboreie.

Rendimento: 1 porção

SALADA DE FRANGO COM QUEIJO FETA DA DRA. ALEXANDRA SOWA

Não chega a ser um prato gourmet, mas tem muito sabor e me deixa satisfeita por horas. Mantenho tiras de frango grelhado pré-cozidas e cebolas em conserva na minha geladeira para o caso de precisar para uma refeição de última hora. Eu sou capaz comer essa salada todos os dias (e em algumas semanas, eu como!). A combinação de crocância com o frango aquecido transforma em algo que satisfaz e sacia.

85 a 115 gramas de peito de frango grelhado, picado
1 a 3 colheres de sopa de molho *buffalo*
28 gramas de queijo feta esfarelado
Cebolas em conserva
1 xícara de pepino fatiado
½ xícara de tomates em cubos

Em uma tigela grande, misture o frango, o molho *buffalo*, o queijo feta, as cebolas em conserva, o pepino e os tomates.

Rendimento: 1 porção

SALADA DE TACO

A salada de taco é outro prato recorrente na minha casa – colorida, saborosa e fácil de adaptar, dependendo do seu nível de fome e da quantidade de fibras que você deseja. Como sempre, sinta-se à vontade para acrescentar mais coberturas, como coentro picado, rabanetes ou milho.

½ de carne moída
35 g de tempero para taco (pode ser tempero baiano ou o de sua preferência)
¾ de xícara de água
2 xícaras de alface picada
½ abacate, cortado em fatias
2 colheres de sopa de cebola roxa picada
½ limão
½ xícara de queijo ralado de sua escolha
¼ xícara de creme azedo

Aqueça uma frigideira grande em fogo médio-alto. Adicione a carne moída e cozinhe até dourar, de 7 a 10 minutos. Adicione o tempero para taco e a água e cozinhe em fogo brando por 5 minutos ou até que maior parte da água tenha sido absorvida.

Disponha a alface, o abacate e a cebola em cada prato. Cubra com a mistura de carne, o queijo e o creme azedo e sirva em seguida.

Rendimento: 4 porções

JANTAR EM FAMÍLIA

COXAS DE FRANGO CAPRESE NA CHAPA

Esta variação da clássica combinação de tomate, manjericão e muçarela é tão simples de fazer quanto impressionante no sabor. O molho pesto leva todo o crédito aqui. Metade do recipiente vai para a frigideira e a outra metade é colocada com linguine como acompanhamento. Optei pela *burrata* em vez da muçarela, porque adoro sua cremosidade e a facilidade de amassar e misturar.

1 colher de sopa de azeite de oliva
340 g de tomates
200 g de molho pesto
Sal e pimenta-do-reino
8 coxas de frango com osso e pele, secas com papel absorvente
225 g de queijo *burrata*
¼ de xícara de queijo parmesão
½ xícara de folhas de manjericão fresco
225 g de linguine cru (opcional)

Pré-aqueça o forno a 230°C. Posicione uma grade no terço inferior do forno. Pincele a assadeira com o azeite de oliva.
Coloque os tomates em uma tigela média. Acrescente 1 ou 2 colheres de sopa do pesto e uma pitada de sal e pimenta e misture delicadamente.
Tempere levemente as coxas de frango com sal e pimenta e coloque-as na assadeira preparada. Reserve metade do pesto restante para o macarrão (se não estiver usando macarrão, guarde o restante para decorar) e, em seguida, esfregue o restante em todo o frango, inclusive embaixo da pele – levantando-a, colocando um pouco de pesto embaixo e, em seguida, sobre a pele novamente. Disponha o frango com o lado da pele para cima e asse por 15 minutos.

Retire a assadeira do forno e adicione os tomates, espalhando-os ao redor do frango. Retorne a assadeira ao forno e asse por 15 a 20 minutos, até que a pele do frango esteja dourada e crocante e a carne esteja cozida.
Retire a frigideira do forno. Se houver muito líquido na frigideira, despeje um pouco inclinando-a com cuidado. Espalhe a *burrata* sobre o frango e os tomates, polvilhe o queijo por cima e jogue as folhas de manjericão em volta.
Se desejar, leve uma panela grande com água para ferver e cozinhe o macarrão de acordo com as instruções da embalagem. Escorra e misture com o pesto reservado.
Sirva o macarrão junto com o frango e os tomates.

Rendimento: 4 porções.

SALMÃO COM AMENDOIM E GENGIBRE E SALADA DE PEPINO

Esta refeição super-rápida (apenas 15 minutos no forno) e fácil também tem um toque de elegância graças à salada de pepino e abacate como acompanhamento.

4 filés de salmão, sem pele
azeite de oliva
Sal e pimenta-do-reino
6 pepinos pequenos
1 abacate
3 a 4 colheres de sopa de molho de soja com baixo teor de sódio
1 a 2 colheres de sopa de óleo de gergelim torrado
Suco de 1 limão
Molho de amendoim e gengibre (receita a seguir)
Jalapeño cortado em fatias finas, para servir (opcional)

Preaqueça o forno a 220°C. Forre uma assadeira com papel-manteiga ou papel-alumínio.
Coloque os filés de salmão na assadeira e pincele-os com azeite de oliva. Polvilhe cada filé com uma pitada de sal e pimenta. Asse até que esteja cozido, normalmente 7 minutos a cada 1 cm de espessura (ou cerca de 15 minutos para filés de 2-3 cm).

Enquanto isso, esmague delicadamente os pepinos (um rolo de massa funciona bem para isso), depois corte ou parta-os em pedaços pequenos e coloque-os em uma tigela para servir. Corte o abacate em pedaços pequenos e adicione-o à tigela. Acrescente o molho de soja, o óleo de gergelim, o suco de limão e uma pitada de sal e misture. Prove e ajuste o tempero, se necessário.

Regue o salmão cozido com o molho de amendoim e gengibre, espalhe o *jalapeño* por cima, se desejar, e sirva com a salada de pepino e abacate como acompanhamento.

Rendimento: 4 pessoas

MOLHO DE AMENDOIM E GENGIBRE

½ xícara de pasta de amendoim sem açúcar
3 colheres de sopa de vinagre de arroz
3 colheres de sopa de suco de limão fresco
2 a 3 colheres de sopa de molho de soja
1 colher de sopa de óleo de gergelim torrado
1 colher de sopa de *sriracha* (molho de pimenta tailandês), ou uma pitada de pimenta vermelha em flocos
½ a 1 dente de alho pequeno, ralado
1 a 2 colheres de chá de gengibre fresco ralado
¼ de colher de chá de sal, ou mais conforme necessário
Água ou leite de coco (opcional)

Em uma tigela média, bata a pasta de amendoim, o vinagre, o suco de limão, o molho de soja, o óleo de gergelim, o *sriracha*, o alho, o gengibre e o sal até ficar homogêneo. Se o molho parecer muito espesso, dilua-o com água ou leite de coco, se desejar. Prove e ajuste o tempero. Se não for usar imediatamente, transfira o molho para um recipiente hermético e guarde-o na geladeira por até 1 semana ou no *freezer* por até 2 meses. Se estiver congelado, descongele durante a noite na geladeira antes de usar.

Rende aproximadamente 1 xícara

CAMARÃO MEDITERRÂNEO NA FRIGIDEIRA (OU TOFU)

Pronta em minutos e cheia de sabor, esta receita funciona tanto para um jantar solo quanto para impressionar convidados. Mantenha os camarões no *freezer* para poder prepará-los a qualquer momento. Para descongelar os camarões, coloque-os em uma tigela grande com água fria e deixe descansar por 5 a 10 minutos, depois escorra-os, encha novamente a tigela com água fria e deixe descansar por mais 2 a 3 minutos. Se algum permanecer parcialmente congelado, enxágue-o em água fria até descongelar. Escorra, seque e prossiga com a receita. Sirva com arroz de couve-flor ou com purê de palmito. Caso seja vegano, opte pelo tofu e pule o queijo de cabra.

2 colheres de sopa de azeite de oliva
1 dente de alho picado
Uma pitada de pimenta calabresa em flocos
¼ de xícara de azeitonas sem caroço, picadas (qualquer tipo que desejar)
1 colher de sopa de alcaparras
30 gramas de camarão descascado e limpos ou 30 gramas de tofu extrafirme, prensado e cortado em cubos
Sal e pimenta-do-reino
½ a ¾ de xícara de tomates frescos picados
¼ de xícara de queijo de cabra esfarelado, para decorar (opcional)
Ervas frescas picadas, como salsa ou cebolinha, para enfeitar (opcional)
Arroz de couve-flor ou quinoa cozida, para servir

Em uma frigideira média, misture o azeite de oliva, o alho e a pimenta calabresa em flocos. Cozinhe em fogo médio-baixo até o alho exalar seu aroma, por cerca de 1 minuto. Acrescente as azeitonas e as alcaparras e cozinhe por 1 minuto. Tempere o camarão com uma pitada de sal e pimenta e adicione-o à frigideira, tentando manter o camarão em uma única camada, se possível. Adicione os tomates e cozinhe por 3 a 4 minutos, depois vire os camarões e cozinhe até que estejam rosados e cozidos, por 3 a 4 minutos.
Transfira para uma travessa e decore com o queijo de cabra e as ervas, se desejar. Sirva com arroz de couve-flor ou quinoa.

Rendimento: 2 porções

CAPÍTULO 13

Um guia para comer fora de casa

Os *Fundamentos da alimentação* são a chave para levar seus hábitos saudáveis para qualquer lugar – seja em restaurantes sofisticados, lanchonetes casuais, restaurantes mais despojados, aeroportos ou hotéis. Não importa aonde você vá, é possível encontrar opções que apoiem a alimentação baseada em proteínas – especialmente se você pesquisar um pouco antes. O fator crucial de sucesso para se alimentar bem fora de casa é o *planejamento*.

REFEIÇÕES EM RESTAURANTES

O objetivo é ser capaz de abrir um cardápio e encontrar algo, independentemente do tipo de restaurante em que você esteja. Se seus pratos favoritos são massas e risotos, considere explorar o outro lado do cardápio, onde estão pratos como peixe grelhado, costelas de porco, carnes e frango. Se você não encontrar nenhum prato principal que funcione, tente revisitar as entradas – quando não estiver com muito apetite, verá que eles formam uma ótima refeição. E, se o seu prato vier com acompanhamentos ricos em amido, não se esqueça de comer primeiro a proteína (como sempre), para garantir que suas necessidades nutricionais foram atendidas. Nas páginas a seguir há alguns exemplos de opções saborosas que costumamos encontrar em muitos cardápios.

- Espetinhos de frango (geralmente estão na lista de aperitivos; são um ótimo jantar).

- Saladas: Caesar (de preferência com frango grelhado, não empanado).
- Omeletes e ovos mexidos com um acompanhamento de frutas.
- Hambúrgueres (evite o pão) com todos os acompanhamentos – e se vierem com batatas fritas, troque por uma salada.
- Indiano: frango *tandoori*, carne bovina, camarão e salmão são ótimas opções caso você seja sensível para molhos pesados ou doces; eles são grelhados e geralmente servidos com temperos suaves; *saag paneer* (espinafre e queijo indiano).
- Japonês: *sashimi* e *temaki* simples; sopa de missô (*missoshiro*); edamame.
- Chinês: frango ou carne com brócolis; *mapo* tofu; muitos restaurantes chineses têm uma seção no cardápio para carnes e pratos de vegetais cozidos no vapor, com molhos disponíveis à parte; use o arroz como guarnição.
- Oriente Médio: *kebabs*, salada, berinjela, *homus*.
- Grego: salada, molhos à base de iogurte e molhos como o *tzatziki*; cordeiro, peixe e frango grelhados.
- Pizza/pasta: peça outros itens, como salada Caesar ou salada antipasto, almôndegas ou *rollatini* de berinjela. Você também pode cortar a pizza e deixar sobrar uma parte. Mas, se a pizza for de primeiríssima qualidade e/ou se você estiver na Itália, aproveite e volte para a SoWell amanhã.

COMIDA RÁPIDA E CASUAL

Ao escolher refeições para apoiar a alimentação baseada em proteínas, dê uma olhada nas informações nutricionais, quando disponíveis. Se o valor da proteína for maior do que o valor do carboidrato, é uma boa opção.

Hoje em dia, a maioria das cadeias de restaurantes e lojas de conveniência atende a clientes que buscam mais proteína. Algumas opções confiáveis:

- A rede Giraffas e muitos outros restaurantes permitem que você personalize seu prato, para que possa evitar qualquer alimento que cause efeitos colaterais. Os itens do menu "Prato Executivo" geralmente têm bastante proteína.
- Restaurantes self-service como o Grilleto, Divino Fogão ou os populares buffets por quilo encontrados em centros comerciais e áreas de escritórios

oferecem variedade de proteínas, como carnes grelhadas, ovos cozidos, peixes e leguminosas, permitindo montar uma refeição equilibrada.

- A Casa do Pão de Queijo é útil em razão de sua presença em muitos shoppings e centros comerciais. Experimente os salgados à base de ovo, os de queijo e carne, além dos sanduíches e *wraps*. Os cappuccinos com leite integral oferecem boa nutrição.
- Em lojas de conveniência, procure por espetinhos de queijo e de carne, iogurte grego, *shakes* e barras de proteína.

VIAGENS

As viagens apresentam seus próprios desafios, mas, com preparo, não é difícil manter sua alimentação. Minha paciente Selena frequentemente faz viagens de negócios que duram 16 dias a todos os estados dos Estados Unidos. Quando descobre onde vai se hospedar, ela liga e confirma se há um frigobar no quarto. Caso não haja, ela informa que precisa de um frigobar por motivos médicos, e nunca houve um hotel que não atendesse a essa solicitação. Em todas as viagens, ela leva seu liquidificador portátil, proteínas e uma seleção de barras de proteína, espetos de carne e queijo e, às vezes, até o que sobrou da última refeição que fez em casa. Quando chega ao local, ela vai ao supermercado ou faz um pedido *on-line* com serviço de entrega para que seu frigobar esteja abastecido com iogurte grego e seus outros alimentos favoritos.

Com essas poucas etapas de preparação, Selena conseguiu viajar durante seu período de titulação, como o faz até hoje, sem desconforto ou muita interrupção em sua rotina habitual. Nos restaurantes, ela escolhe uma entrada com uma proteína de que gosta e come a proteína primeiro. É simples assim. Quando possível, ela verifica o cardápio com antecedência e planeja seu pedido.

Lista de preparativos para viagem

- Ligue para o hotel e solicite um frigobar ou uma pequena geladeira no quarto.
- Prepare uma bolsa de mão com seus lanches favoritos e indispensáveis.
- Ao chegar ao destino, vá ao mercado ou faça um pedido *on-line* de compras.

Considerações finais

Um dia, enquanto eu estava escrevendo este livro, uma paciente que havia emagrecido 27 quilos me agradeceu pela ajuda em sua jornada. Foi um momento emocionante. Ela havia entrado em meu consultório convencida de emagrecer era impossível para ela; na verdade, ela estava realmente irritada comigo em sua primeira consulta! Ela me procurou porque seus problemas de saúde a convenceram a fazer uma última tentativa. E agora aqui estava ela, feliz com seu objetivo alcançado, sentindo-se melhor do que jamais imaginou.

Ela se emocionou ao expressar seu alívio por não ter de sofrer as consequências da obesidade na saúde, assim como aconteceu com sua mãe e sua avó em seus últimos anos de vida. Então, ela se lembrou que eu havia contado sobre as batalhas de saúde de minhas próprias avós e o papel delas na minha decisão de me especializar em medicina da obesidade. "Suas avós ficariam muito orgulhosas", disse ela. "Gostaria que você pudesse ter sido a médica delas e que esses medicamentos estivessem disponíveis para elas".

Eu também gostaria. Sou muito grata por fazer parte de uma nova era na medicina que aprendeu o suficiente sobre a biologia humana – e sobre o estigma do peso – para nos libertar da ideia de que *qualquer* tipo de ganho de peso é um fracasso pessoal.

Os GLP-1s ainda estão em sua infância. Versões ainda mais eficazes desses medicamentos para emagrecimento à base de hormônios estão sendo desenvolvidas, inclusive uma versão oral, que terá um grande impacto quanto ao acesso ao custo. Você faz parte de uma revolução na medicina. Não podemos mudar o passado, mas esperamos poder mudar o futuro.

Hoje, o preconceito com relação ao peso ainda afeta a todos nós, tornando a jornada rumo à saúde muito mais difícil para muitos. Espero que cada um de vocês se veja como um líder, não apenas em uma revolução da medicina, mas em uma revolução social. Mostre ao mundo o jeito SoWell de ser:

- Aceite os GLP-1s não como uma dieta da moda, mas como uma ferramenta útil para apoiar mudanças suaves no estilo de vida que se tornam hábitos saudáveis sustentáveis ao longo do tempo.
- Aprecie seu corpo em qualquer tamanho e tome decisões baseadas em evidências sobre a saúde do peso.
- Pratique a moderação saudável, sem obsessão ou restrição punitiva.
- Crie um estilo de vida alegre e ativo que se adapte ao seu corpo e às suas preferências.

Comemore a boa saúde como um meio para um fim – viver uma vida longa e feliz – em que você possa se mostrar forte para as pessoas com quem mais se importa.

Apêndices

APÊNDICE A

Rastreador de alimentos, estilo de vida e efeitos emocionais e físicos

Esse diário pode ajudá-lo a monitorar os eventos relacionados a como e quando você come e se eles estão relacionados às suas emoções.
Faça cópias, se desejar, para vários dias.

Escala de fome + Diário Alimentar

Use este diário alimentar junto com a Escala de Fome para ajudá-lo a reconhecer seus sinais de fome e saciedade.

DATA: ____________________ DOM SEG TER QUA QUI SEX SAB

HORÁRIO	FOME (1-10*)	O QUE COMI / BEBI	SACIEDADE (1-10*)	ANOTAÇÕES (humor, circunstâncias etc)

*Fome/Saciedade | Tente começar a comer quando sua fome estiver entre 3 e 3,5 e pare quando estiver em 5.

1	2	3	4	5	6	7	8	9	10
Fome extrema	Faminto estômago roncando	Com bastante fome	Começando a sentir fome	Satisfeito	Levemente cheio ou saciado	Levemente desconfortável	Cheio e desconfortável	Muito desconfortável	Tão cheio que se sente enjoado

APÊNDICE B

Planilha de planejamento de refeições

No início do dia (ou na noite anterior), planeje suas metas para as categorias a seguir e faça um plano de contingência, um “Plano de 24 horas”. No final do dia, pegue uma nova folha e:

- “Audite” o seu dia, e
- Crie um novo plano para o dia seguinte.

Tente manter-se emocionalmente neutro ao criar e avaliar o plano (ou seja, não se culpe se nem tudo sair conforme o planejado).

Planner alimentar diário

No início do dia (ou na noite anterior), planeje seus objetivos para as seguintes categorias e crie um plano de contingência seguindo o modelo "Plano de 24 Horas".
Ao final do dia, pegue uma nova folha e:

1- Faça uma "auditoria" do seu dia, e
2- Crie um novo plano para o dia seguinte.

Tente manter-se emocionalmente neutro ao criar e avaliar o plano (ou seja, não se critique caso nem tudo saia como o planejado).

Anotações

PLANO DE 24 HORAS

CAFÉ DA MANHÃ	ALMOÇO	JANTAR

LANCHES	ATIVIDADE FÍSICA / STRESS	ÁGUA

Uma palavra para descrever como me sinto em relação ao meu plano:

O que pretendo fazer se meu plano ficar difícil ou sair do planejado:

24 - AUDITORIA

O que deu certo hoje?	O que eu poderia ter feito melhor?	O que farei melhor amanhã?

APÊNDICE C

Kit de ferramentas de treinamento cognitivo-comportamental

Kit de Ferramentas para Treinamento Cognitivo-Comportamental

EVENTO: *o que aconteceu? Qual foi o pensamento e o que o causou?*

↓

PENSAMENTO/CRENÇA NEGATIVA: *o que você disse a si mesmo?*

↓

SENTIMENTO: *como se sentiu? O que sentiu fisicamente?*

↓

AÇÃO: *que comportamento resultou disso?*

↓

CONSEQUÊNCIA: *qual foi o resultado dessa ação?*

Kit de Ferramentas para Treinamento Cognitivo-Comportamental

REPROGRAMANDO OS PENSAMENTOS:

O que você pode dizer a si mesmo em ocasiões semelhantes no futuro?
Se esse pensamento negativo voltar, como você pode reprogramar intencionalmente sua forma de pensar?

Agradecimentos

No outono de 2023, tive uma reunião pelo Zoom com minha amiga, a CEO da Territory Foods, Ellis McCue, sobre o cenário em evolução e empolgante da medicina da obesidade. Contei a ela sobre os resultados fenomenais dos pacientes que estávamos obtendo na SoWell Health e ela me disse, em termos inequívocos: “Você precisa escrever um livro e compartilhar sua prática com o mundo”.

O momento não poderia ter sido pior: eu estava grávida de três meses do meu quarto filho, tinha um grande lançamento de produto em andamento e estava administrando um consultório médico movimentado.

Contudo, ela estava certa. Naquela noite, comecei a delinear *A revolução do Ozempic, Wegovy, Mounjaro e Zepbound*. Ellis, obrigada por ser sempre tão generosa ao disponibilizar seu tempo e talento, e por acreditar na visão antes mesmo de mim.

Este livro não seria possível sem dois grupos muito importantes de pessoas: meus pacientes e minha família. A todos os meus pacientes, especialmente àqueles que compartilharam suas histórias para o livro: obrigada por depositarem sua confiança em mim e por me inspirarem todos os dias. Vocês fazem de mim uma médica melhor.

Obrigada ao meu marido e melhor amigo, Peter McPartland Jr., por me incentivar a sempre sonhar mais alto, ao mesmo tempo que criamos juntos a mais bela família. Eu não poderia ter escolhido um parceiro de vida – e agora de trabalho – melhor. Vocês fazem de mim uma pessoa melhor.

Aos meus pais, Dr. David e Karen Sowa, que não colocaram limites em quem eu poderia ser ou no que eu poderia alcançar. Eu sonhava ser escritora desde os meus 10 anos. Obrigada por me ajudarem a desenvolver o conhecimento, a confiança e as habilidades para fazer isso.

Tenho uma dívida de gratidão com todas as pessoas que ajudaram a criar este livro: minha agente literária, Stephanie Tade, por ter percebido imediatamente a visão e por ter sido uma força tranquilizadora e conhecedora durante toda a jornada; minha editora, Deb Brody, por entender a grande necessidade deste livro; toda a equipe da HarperCollins e da Harvest, por seu apoio e talento durante todo o processo; e, finalmente, minha colaboradora de redação, Sara Grace, que me ajudou a misturar ciência e suavidade – eu não poderia ter feito isso sem você!

A todos os meus colegas da área de medicina da obesidade, especialmente ao Dr. Louis Aronne, à Dra. Melanie Jay e ao Dr. Eric Westman, por terem me ensinado tanto no início de minha carreira. Sou muito grata à Dra. Carlynn Francavilla, por sempre defender outros médicos e por me conectar ao Dr. Jesse Richards, cujos olhos experientes me deixaram respirar aliviada.

E, finalmente, à minha equipe SoWell: Kelly Flanagan, por ser meu braço direito nos últimos três anos, e Lo Martin, Lizzie Hays, Caralyn Boivin, Kati Roiz e Lorena Gonzalez, por ajudarem a dar vida à missão da SoWell. Muito obrigada!

Referências

Introdução: Por que os médicos falharam com você?

1. CUSTOM MARKET INSIGHTS. **U.S. Weight Loss Market 2024-2033.** Abril de 2023. Disponível em: https://www.custommarketinsights.com/report/us-weight-loss-market/. Acesso em: 18 jun. 2024.

2. LESLIE, R. S. et al. Real-World Adherence and Persistence to Glucagon-Like Peptide-1 Receptor Agonists among Non-Diabetic Obese Commercially Insured Adults. **Prime Therapeutics**, 2024. Disponível em: https://www.primetherapeutics.com/wp-content/uploads/2024/03/4085-C_AMCP_SP24_GLP-1a-Adherence.pdf. Acesso em: 18 jun. 2024.

3. LINCOFF, A. M. et al. Semaglutide and Cardiovascular Outcomes in Obesity without Diabetes. **New England Journal of Medicine**, v. 389, n. 24, p. 2221-2232, 2023. DOI: https://doi.org/10.1056/NEJMoa2307563.

Capítulo 1 - Por que "se esforce mais" é um péssimo conselho médico?

1. YEO, G. S. H.; HEISLER, L. K. Unraveling the Brain Regulation of Appetite: Lessons from Genetics. **Nature Neuroscience**, v. 15, n. 10, p. 1343-1349, 2012. DOI: https://doi.org/10.1038/nn.3211.

2. MORTON, G. J.; MEEK, T. H.; SCHWARTZ, M. W. Neurobiology of Food Intake in Health and Disease. **Nature Reviews Neuroscience**, v. 15, n. 6, p. 367-378, 2014. DOI: https://doi.org/10.1038/nrn3745.

3. KIRICHENKO, T. V. et al. The Role of Adipokines in Inflammatory Mechanisms of Obesity. **International Journal of Molecular Sciences**, v. 23, n. 23, p. 14982, 2022. DOI: https://doi.org/10.3390/ijms232314982.

4. OBRADOVIC, M. et al. Leptin and Obesity: Role and Clinical Implication. **Frontiers in Endocrinology**, v. 12, p. 585887, 2021. DOI: https://doi.org/10.3389/fendo.2021.585887.

5. KARATSOREOS, I. N. et al. Food for Thought: Hormonal, Experiential, and Neural Influences on Feeding and Obesity. **Journal of Neuroscience**, v. 33, n. 45, p. 17610-17616, 2013. DOI: https://doi.org/10.1523/JNEUROSCI.3452-13.2013.

6. SUMITHRAN, P. et al. Long-Term Persistence of Hormonal Adaptations to Weight Loss. **New England Journal of Medicine**, v. 365, n. 17, p. 1597-1604, 2011. DOI: https://doi.org/10.1056/NEJMoa1105816.

7. BUSETTO, L. et al. Mechanisms of Weight Regain. **European Journal of Internal Medicine**, v. 93, p. 3-7, 2021. DOI: https://doi.org/10.1016/j.ejim.2021.01.002.

8. FOTHERGILL, E. et al. Persistent Metabolic Adaptation 6 Years After "The Biggest Loser" Competition. **Obesity**, Silver Spring, v. 24, n. 8, p. 1612-1619, 2016. DOI: https://doi.org/10.1002/oby.21538.

9. STUNKARD, A. J. et al. The Body-Mass Index of Twins Who Have Been Reared Apart. **New England Journal of Medicine**, v. 322, n. 21, p. 1483-1487, 1990. DOI: https://doi.org/10.1056/NEJM199005243222102.

10. STUNKARD, A. J. et al. An Adoption Study of Human Obesity. **New England Journal of Medicine**, v. 314, n. 4, p. 193-198, 1986. DOI: https://doi.org/10.1056/NEJM198601233140401.

11. DUIS, J.; BUTLER, M. G. Syndromic and Nonsyndromic Obesity: Underlying Genetic Causes in Humans. **Advanced Biology**, v. 6, n. 10, p. e2101154, 2022. DOI: https://doi.org/10.1002/adbi.202101154.

12. HALES, C. M. et al. Prevalence of Obesity and Severe Obesity Among Adults: United States, 2017-2018. **NCHS Data Brief**, Hyattsville, n. 360, 2020. OGDEN, C. L. ; CARROLL, M. D. **Prevalence of Overweight, Obesity, and Extreme Obesity Among Adults: United States, Trends 1960-1962** Through 2007-2008. Division of

Health and Nutrition Examination Surveys.

13. BLACKBURN, E. **The Telomere Effect: A Revolutionary Approach to Living Younger, Healthier, Longer**. Nova York: Hachette, 2017.

14. FRYAR, C. D. et al. Prevalence of Overweight, Obesity, and Severe Obesity Among Adults Aged 20 and Over: United States, 1960-1962 through 2017-2018. **NCHS Health E-Stats**, 2020.

15. KRAL, J. G. et al. Large Maternal Weight Loss from Obesity Surgery Prevents Transmission of Obesity to Children Who Were Followed for 2 to 18 Years. **Pediatrics**, v. 118, n. 6, p. e1644-e1649, 2006. DOI: https://doi.org/10.1542/peds.2006-1379.

16. WARD, Z. J. et al. Projected U.S. State-Level Prevalence of Adult Obesity and Severe Obesity. **New England Journal of Medicine**, v. 381, n. 25, p. 2440-2450, 2019. DOI: https://doi.org/10.1056/NEJMsa1909301.

Capítulo 2 - Como os GLP-1s ajudam a reverter a obesidade, acabar com o efeito sanfona e proteger sua saúde

1. ARAÚJO, J. et al. Prevalence of Optimal Metabolic Health in American Adults: National Health and Nutrition Examination Survey 2009-2016. **Metabolic Syndrome and Related Disorders**, v. 17, n. 1, p. 46-52, 2019. DOI: https://doi.org/10.1089/met.2018.0105.

2. ROSENSTOCK, J. et al. Efficacy and Safety of a Novel Dual GIP and GLP-1 Receptor Agonist Tirzepatide in Patients with Type 2 Diabetes (SURPASS-1): A Double-Blind, Randomised, Phase 3 Trial. **The Lancet**, Londres, v. 398, n. 10295, p. 143-155, 2021. DOI: https://doi.org/10.1016/S0140-6736(21)01324-6.

3. SLOMSKI, A. Obesity Is Now the Top Modifiable Dementia Risk Factor in the US. **JAMA**, v. 328, n. 1, p. 10, 2022. DOI: https://doi.org/10.1001/jama.2022.11058.

4. WANG, W. et al. Associations of Semaglutide with Incidence and Recurrence of Alcohol Use Disorder in Real-World Population. **Nature Communications**, v. 15, n. 1, p. 4548, 2024. DOI: https://doi.org/10.1038/s41467-024-48780-6.

5. VAZQUEZ, J. Clinical Trial Studying Possible New Treatment Option for Patients with NAFLD. **UC San Diego Health**, 2023. Disponível em: https://

health.ucsd.edu/news/press-releases/2023-08-23-clinical-trial-studying-possible-new-treatment-option-for-patients-with-nafld/. Acesso em: 18 jun. 2024.

6. PERKOVIC, V. et al. Effects of Semaglutide on Chronic Kidney Disease in Patients with Type 2 Diabetes. **New England Journal of Medicine**, v. 391, n. 2, p. 109-121, 2024. DOI: https://doi.org/10.1056/NEJMoa2403347.

7. ALHOTRA, A. et al. Tirzepatide for the Treatment of Obstructive Sleep Apnea: Rationale, Design, and Sample Baseline Characteristics of the SURMOUNT-OSA Phase 3 Trial. **Contemporary Clinical Trials**, v. 141, p. 107516, 2024. DOI: https://doi.org/10.1016/j.cct.2024.107516.

8. NØRGAARD, C. H. et al. Treatment with Glucagon-Like Peptide-1 Receptor Agonists and Incidence of Dementia: Data from Pooled Double-Blind Randomized Controlled Trials and Nationwide Disease and Prescription Registers. **Alzheimer's & Dementia**, v. 8, n. 1, p. e12268, 2022. DOI: https://doi.org/10.1002/trc2.12268.

Capítulo 3 - Como é, de fato, a experiência com o GLP-1: perguntas frequentes

1. JASTREBOFF, A. M. et al. Tirzepatide Once Weekly for the Treatment of Obesity. **New England Journal of Medicine**, v. 387, n. 3, p. 205-216, 2022. DOI: https://doi.org/10.1056/NEJMoa2206038. WILDING, J. P. H. et al. Once-Weekly Semaglutide in Adults with Overweight or Obesity. **New England Journal of Medicine**, v. 384, n. 11, p. 989-1002, 2021. DOI: https://doi.org/10.1056/NEJMoa2032183.

2. DAVIES, M. J. et al. Efficacy of Liraglutide for Weight Loss Among Patients with Type 2 Diabetes: The SCALE Diabetes Randomized Clinical Trial. **JAMA**, v. 314, n. 7, p. 687-699, 2015. DOI: https://doi.org/10.1001/jama.2015.9676.

3. JASTREBOFF, A. M. et al. Tirzepatide Once Weekly for the Treatment of Obesity (Tirzepatide uma vez por semana para o tratamento da obesidade). **New England Journal of Medicine**, v. 387, n. 3, p. 205-216, 2022.

4. GARVEY, W. T. et al. Tirzepatide Once Weekly for the Treatment of Obesity in People with Type 2 Diabetes (SURMOUNT-2): A Double-Blind, Randomised, Multicentre, Placebo-Controlled, Phase 3 Trial. **The Lancet**, v. 402, n. 10402, p. 613-626, 2023. DOI: https://doi.org/10.1016/S0140-6736(23)01200-X.

5. WILDING, J. P. H. et al. Once-Weekly Semaglutide in Adults with Overweight or Obesity (Semaglutide uma vez por semana em adultos com sobrepeso ou obesidade). **New England Journal of Medicine**, v. 384, n. 11, p. 989-1002, 2021.

6. DAVIES, M. et al. Semaglutide 2.4 mg Once a Week in Adults with Overweight or Obesity, and Type 2 Diabetes (STEP 2): A Randomised, Double-Blind, Double Dummy, Placebo-Controlled, Phase 3 Trial. **The Lancet**, v. 397, n. 10278, p. 971-984, 2021. DOI: https://doi.org/10.1016/S0140-6736(21)00213-0.

7. JENSTERLE, M. et al. Efficacy of GLP-1 RA Approved for Weight Management in Patients With or Without Diabetes: A Narrative Review. **Advances in Therapy**, v. 39, n. 6, p. 2452-2467, 2022. DOI: https://doi.org/10.1007/s12325-022-02153-x.

8. TORGERSON, J. S. et al. XENical in the Prevention of Diabetes in Obese Subjects (XENDOS) Study: A Randomized Study of Orlistat as an Adjunct to Lifestyle Changes for the Prevention of Type 2 Diabetes in Obese Patients. **Diabetes Care**, v. 27, n. 1, p. 155-161, 2004. DOI: https://doi.org/10.2337/diacare.27.1.155.

9. DEFRONZO, R. A.; GOODMAN, A. M. Efficacy of Metformin in Patients with Non-Insulin-Dependent Diabetes Mellitus. The Multicenter Metformin Study Group. **New England Journal of Medicine**, v. 333, n. 9, p. 541-549, 1995. DOI: https://doi.org/10.1056/NEJM199508313330902.

10. KHERA, R. et al. Association of Pharmacological Treatments for Obesity with Weight Loss and Adverse Events: A Systematic Review and Meta-Analysis. **JAMA**, v. 315, n. 22, p. 2424-2434, 2016. DOI: https://doi.org/10.1001/jama.2016.7602.

11. LUNDGREN, J. R. et al. Healthy Weight Loss Maintenance with Exercise, Liraglutide, or Both Combined. **New England Journal of Medicine**, v. 384, n. 18, p. 1719-1730, 2021. DOI: https://doi.org/10.1056/NEJMoa2028198.

12. WILDING, J. P. H. et al. Once-Weekly Semaglutide in Adults with Overweight or Obesity. **New England Journal of Medicine**, v. 384, n. 11, p. 989-1002, 2021. DOI: https://doi.org/10.1056/NEJMoa2032183.

13. JASTREBOFF, A. M. et al. Tirzepatide Once Weekly for the Treatment of Obesity (Tirzepatide uma vez por semana para o tratamento da obesidade). **New England Journal of Medicine**, v. 387, n. 3, p. 205-216, 2022.

14. JENSTERLE, M. et al. Efficacy of GLP-1 RA Approved for Weight Management in Patients With or Without Diabetes: A Narrative Review. **Advances in Therapy**, v. 39, n. 6, p. 2452-2467, 2022.

15. ARONNE, L. J. et al. Continued Treatment with Tirzepatide for Maintenance of Weight Reduction in Adults with Obesity: The SURMOUNT-4 Randomized Clinical Trial. **JAMA**, v. 331, n. 1, p. 38-48, 2024. DOI: https://doi.org/10.1001/jama.2023.24945.

16. DAVIES, M. et al. Semaglutide 2.4 mg Once a Week in Adults with Overweight or Obesity, and Type 2 Diabetes (STEP 2) (Semaglutide 2,4 mg uma vez por semana em adultos com sobrepeso ou obesidade e diabetes tipo 2). **The Lancet**, v. 397, n. 10278, p. 971-984, 2021.

17. WHARTON, S. et al. Managing the Gastrointestinal Side Effects of GLP-1 Receptor Agonists in Obesity: Recommendations for Clinical Practice. **Postgraduate Medicine**, v. 134, n. 1, p. 14-19, 2022. DOI: https://doi.org/10.1080/00325481.2021.2002616.

18. WHARTON, S. et al. Two-Year Effect of Semaglutide 2.4 mg on Control of Eating in Adults with Overweight/Obesity: STEP 5. **Obesity**, Silver Spring, v. 31, n. 3, p. 703-715, 2023. DOI: https://doi.org/10.1002/oby.23673.

19. GARVEY, W. T. et al. Two-Year Effects of Semaglutide in Adults with Overweight or Obesity: The STEP 5 Trial. **Nature Medicine**, v. 28, n. 10, p. 2083-2091, 2022. DOI: https://doi.org/10.1038/s41591-022-02026-4. RYAN, D. H. et al. Long-Term Weight Loss Effects of Semaglutide in Obesity Without Diabetes in the SELECT Trial. **Nature Medicine**, v. 30, p. 2049-2057, 2024. DOI: https://doi.org/10.1038/s41591-024-02996-7.

20. WILDING, J. P. H. et al. Recuperação de peso e efeitos cardiometabólicos após a retirada do semaglutide: A extensão do estudo STEP 1. **Diabetes, Obesity & Metabolism**, v. 24, n. 8, p. 1553-1564, 2022. DOI: https://doi.org/10.1111/dom.14725.

21. RUBINO, D. et al. Effect of Continued Weekly Subcutaneous Semaglutide vs Placebo on Weight Loss Maintenance in Adults with Overweight or Obesity:

The STEP 4 Randomized Clinical Trial. **JAMA**, v. 325, n. 14, p. 1414-1425, 2021. DOI: https://doi.org/10.1001/jama.2021.32220.

22. NUAKO, A. et al. Pharmacologic Treatment of Obesity in Reproductive Aged Women (Tratamento farmacológico da obesidade em mulheres em idade reprodutiva). **Current Obstetrics and Gynecology Reports**, v. 12, n. 2, p. 138-146, 2023. DOI: https://doi.org/10.1007/s13669-023-00350-1.

23. KLEIN, A. An Ozempic Baby Boom? Some GLP-1 Users Report Unexpected Pregnancies. **Washington Post**, 5 de abril de 2024. Disponível em: https://www.washingtonpost.com/wellness/2024/04/05/Ozempic-babies-weight-loss-fertility/. Acesso em: 18 jun. 2024.

24. WEINSIER, R. L. et al. Medically Safe Rate of Weight Loss for the Treatment of Obesity: A Guideline Based on Risk of Gallstone Formation. **American Journal of Medicine**, v. 98, n. 2, p. 115-117, 1995. DOI: https://doi.org/10.1016/S0002-9343(99)80394-5.

25. SON, S. Y. et al. Prevention of Gallstones After Bariatric Surgery Using Ursodeoxycholic Acid: A Narrative Review of Literatures. **Journal of Metabolic and Bariatric Surgery**, v. 11, n. 2, p. 30-38, 2022. DOI: https://doi.org/10.17476/jmbs.2022.11.2.30.

26. LI, V. K. M. et al. Predictors of Gallstone Formation After Bariatric Surgery: A Multivariate Analysis of Risk Factors Comparing Gastric Bypass, Gastric Banding, and Sleeve Gastrectomy. **Surgical Endoscopy**, v. 23, n. 7, p. 1640-1644, 2009. DOI: https://doi.org/10.1007/s00464-008-0204-6.

27. HE, L. et al. Association of Glucagon-Like Peptide-1 Receptor Agonist Use with Risk of Gallbladder and Biliary Diseases: A Systematic Review and Meta-analysis. **JAMA Internal Medicine**, v. 182, n. 5, p. 513-519, 2022. DOI: https://doi.org/10.1001/jamainternmed.2022.0338.

28. CAO, C. et al. GLP-1 Receptor Agonists and Pancreatic Safety Concerns in Type 2 Diabetic Patients: Data from Cardiovascular Outcome Trials. **Endocrine**, v. 68, n. 3, p. 518-525, 2020. DOI: https://doi.org/10.1007/s12020-020-02223-6.

29. DANKNER, R. et al. Glucagon-Like Peptide-1 Receptor Agonists and Pancreatic Cancer Risk in Patients with Type 2 Diabetes. **JAMA Network**

Open, v. 7, n. 1, p. e2350408, 2024. DOI: https://doi.org/10.1001/jamanetworkopen.2023.50408.

30. GARVEY, W. T. et al. Two-Year Effects of Semaglutide in Adults with Overweight or Obesity: The STEP 5 Trial. **Nature Medicine**, v. 28, n. 10, p. 2083-2091, 2022.

31. ARONNE, L. J. et al. Continued Treatment with Tirzepatide for Maintenance of Weight Reduction in Adults with Obesity: The SURMOUNT-4 Randomized Clinical Trial. **JAMA**, v. 331, n. 1, p. 38-48, 2024.

32. SODHI, M. et al. Risk of Gastrointestinal Adverse Events Associated with Glucagon-Like Peptide-1 Receptor Agonists for Weight Loss. **JAMA**, v. 330, n. 18, p. 1795-1797, 2023. DOI: https://doi.org/10.1001/jama.2023.19574.

33. WANG, W. et al. Association of Semaglutide with Risk of Suicidal Ideation in a Real-World Cohort. **Nature Medicine**, v. 30, n. 1, p. 168-176, 2024. DOI: https://doi.org/10.1038/s41591-023-02672-2.

Capítulo 4 - Você é um(a) candidato(a) ao uso de GLP-1?

1. WEN, C. P. et al. Are Asians at Greater Mortality Risks for Being Overweight Than Caucasians? Redefining Obesity for Asians. **Public Health Nutrition**, v. 12, n. 4, p. 497-506, 2009. DOI: https://doi.org/10.1017/S1368980008002802.

Capítulo 5 - Fundamentos dos hábitos

1. OMICHINSKI, L.; YOUNG, M. E. **You Count, Calories Don't**. Londres: Hodder & Stoughton, 1992.

Capítulo 6 - Fundamentos da alimentação

1. REYNOLDS, M. What the Scientists Who Pioneered Weight-Loss Drugs Want You to Know. **Wired**, 12 jun. 2023. Disponível em: https://www.wired.com/story/obesity-drugs-researcher-interview-Ozempic-wegovy/. Acesso em: 18 jun. 2024.

2. SHUKLA, A. P. et al. Food Order Has a Significant Impact on Postprandial Glucose and Insulin Levels. **Diabetes Care**, v. 38, n. 7, p. e98-e99, 2015. DOI: https://doi.org/10.2337/dc15-0429.

3. CARBONE, J. W. et al. Recent Advances in the Characterization of Skeletal Muscle and Whole-Body Protein Responses to Dietary Protein and Exercise During Negative Energy Balance. **Advances in Nutrition**, Bethesda, v. 10, n. 1, p. 70-79, 2019. DOI: https://doi.org/10.1093/advances/nmy087.

4. BELZA, A. et al. Contribution of Gastroenteropancreatic Appetite Hormones to Protein-Induced Satiety. **American Journal of Clinical Nutrition**, v. 97, n. 5, p. 980-989, 2013. DOI: https://doi.org/10.3945/ajcn.112.047563.

5. MOON, J.; KOH, G. Clinical Evidence and Mechanisms of High-Protein Diet-Induced Weight Loss. **Journal of Obesity & Metabolic Syndrome**, v. 29, n. 3, p. 166-173, 2020. DOI: https://doi.org/10.7570/jomes20028.

6. PAL, S.; ELLIS, V. The Acute Effects of Four Protein Meals on Insulin, Glucose, Appetite and Energy Intake in Lean Men. **British Journal of Nutrition**, v. 104, n. 8, p. 1241-1248, 2010. DOI: https://doi.org/10.1017/S0007114510001911.

7. PHILLIPS, S. M. et al. The Role of Milk- and Soy-Based Protein in Suport of Muscle Protein Synthesis and Muscle Protein Accretion in Young and Elderly Persons. **Journal of the American College of Nutrition**, v. 28, n. 4, p. 343-354, 2009. DOI: https://doi.org/10.1080/07315724.2009.10718096.

8. PROKSCH, E. et al. Oral Supplementation of Specific Collagen Peptides Has Beneficial Effects on Human Skin Physiology: A Double-Blind, Placebo-Controlled Study. **Skin Pharmacology and Physiology**, v. 27, n. 1, p. 47-55, 2014. DOI: https://doi.org/10.1159/000351376. JENDRICKE, P. et al. Specific Collagen Peptides in Combination with Resistance Training Improve Body Composition and Regional Muscle Strength in Premenopausal Women: A Randomized Controlled Trial. **Nutrients**, v. 11, n. 4, p. 892, 2019. DOI: https://doi.org/10.3390/nu11040892.

Capítulo 7 - Fundamentos mentais

1. HOHAIA, W. et al. Occipital Alpha-Band Brain Waves When the Eyes Are Closed Are Shaped by Ongoing Visual Processes. **Scientific Reports**, v. 12, n. 1, p. 1194, 2022. DOI: https://doi.org/10.1038/s41598-022-05289-6.

Capítulo 9 - Como conseguir a prescrição e obter a cobertura do tratamento

1. U.S. FOOD AND DRUG ADMINISTRATION. **Compounded Drug Products That Are Essentially Copies of a Commercially Available Drug Product Under Section 503A of the Federal Food, Drug, and Cosmetic Act – Guidance for Industry**. Janeiro de 2018. Disponível em: https://www.fda.gov/files/drugs/published/Compounded-Drug-Products-que-são-essencialmente-cópias-de-um-produto-farmacêutico-disponível-comercialmente-De-acordo-com-a-seção-503A-das-diretrizes-da-Lei-Federal-de-Alimentos-Medicamentos-e-Cosméticos-for-Industry.pdf. Acesso em: 18 jun. 2024.

Capítulo 10 - Por que o cardio intenso pode ser prejudicial - e o que fazer no lugar?

1. COX, C. E. Role of Physical Activity for Weight Loss and Weight Maintenance. **Diabetes Spectrum**, v. 30, n. 3, p. 157-160, 2017. DOI: https://doi.org/10.2337/ds17-0013.

2. LEVINE, J. A. Nonexercise Activity Thermogenesis (NEAT): Environment and Biology. **American Journal of Physiology, Endocrinology and Metabolism**, v. 286, n. 5, p. E675-E685, 2004. DOI: https://doi.org/10.1152/ajpendo.00562.2003.

3. VON LOEFFELHOLZ, C.; BIRKENFELD, A. L. Non-Exercise Activity Thermogenesis in Human Energy Homeostasis. In: FEINGOLD, K. R. et al. (Ed.). **Endotext**. South Dartmouth: MDText.com, Inc., 2022.

4. KIM, B. et al. Changes in Muscle Strength After Diet-Induced Weight Reduction in Adult Men with Obesity: A Prospective Study. **Diabetes, Metabolic Syndrome and Obesity: Targets and Therapy**, v. 10, p. 187-194, 2017. DOI: https://doi.org/10.2147/DMSO.S132707.

5. WANG, Z. et al. Specific Metabolic Rates of Major Organs and Tissues Across Adulthood: Evaluation by Mechanistic Model of Resting Energy

Expenditure. **American Journal of Clinical Nutrition**, v. 92, n. 6, p. 1369-1377, 2010. DOI: https://doi.org/10.3945/ajcn.2010.29885.

6. ZHANG, X. et al. Association of Sarcopenic Obesity with the Risk of All--Cause Mortality Among Adults Over a Broad Range of Different Settings: A Updated Meta-Analysis. **BMC Geriatrics**, v. 19, n. 1, p. 183, 2019. DOI: https://doi.org/10.1186/s12877-019-1195-y.

7. REYNOLDS, G. The Scientific 7-Minute Workout. **New York Times**, 9 maio 2013. Disponível em: https://nyti.ms/3s5swHj. Acesso em: 21 jun. 2024.

8. MORTON, R. W. et al. Neither Load nor Systemic Hormones Determine Resistance Training-Mediated Hypertrophy or Strength Gains in Resistance-Trained Young Men. **Journal of Applied Physiology**, Bethesda, v. 121, n. 1, p. 129-138, 2016. DOI: https://doi.org/10.1152/japplphysiol.00154.2016.

9. LONGLAND, T. M. et al. Higher Compared with Lower Dietary Protein During an Energy Deficit Combined with Intense Exercise Promotes Greater Lean Mass Gain and Fat Mass Loss: A Randomized Trial. **American Journal of Clinical Nutrition**, v. 103, n. 3, p. 738-746, 2016. DOI: https://doi.org/10.3945/ajcn.115.119339.

10. CHRISTOFFERSEN, B. Ø. et al. Beyond Appetite Regulation: Targeting Energy Expenditure, Fat Oxidation, and Lean Mass Preservation for Sustainable Weight Loss. **Obesity**, Silver Spring, v. 30, n. 4, p. 841-857, 2022. DOI: https://doi.org/10.1002/oby.23374.

11. BLUNDELL, J. et al. Effects of Once-Weekly Semaglutide on Appetite, Energy Intake, Control of Eating, Food Preference and Body Weight in Subjects with Obesity. **Diabetes, Obesity & Metabolism**, v. 19, n. 9, p. 1242-1251, 2017. DOI: https://doi.org/10.1111/dom.12932. JASTREBOFF, A. M. et al. Tirzepatide Once Weekly for the Treatment of Obesity. **New England Journal of Medicine**, v. 387, n. 3, p. 205-216, 2022. DOI: https://doi.org/10.1056/NEJMoa2206038.

12. KLEM, M. L. et al. A Descriptive Study of Individuals Successful at Long-Term Maintenance of Substantial Weight Loss. **American Journal of Clinical Nutrition**, v. 66, n. 2, p. 239-246, 1997. DOI: https://doi.org/10.1093/ajcn/66.2.239.

13. MURPHY, M. H. et al. The Effects of Continuous Compared to Accumulated Exercise on Health: A Meta-Analytic Review. **Sports Medicine**, Auckland, v. 49, n. 10, p. 1585-1607, 2019. DOI: https://doi.org/10.1007/s40279-019-01145-2.

14. ENGEROFF, T. et al. After Dinner Rest a While, After Supper Walk a Mile? A Systematic Review with Meta-Analysis on the Acute Postprandial Glycemic Response to Exercise Before and After Meal Ingestion in Healthy Subjects and Patients with Impaired Glucose Tolerance. **Sports Medicine**, Auckland, v. 53, n. 4, p. 849-869, 2023. DOI: https://doi.org/10.1007/s40279-022-01808-7.

15. BURRIDGE, K. et al. Obesity History, Physical Exam, Laboratory, Body Composition, and Energy Expenditure: An Obesity Medicine Association (OMA) Clinical Practice Statement (CPS) 2022. **Obesity Pillars**, v. 1, p. 100007, 2022. DOI: https://doi.org/10.1016/j.obpill.2021.100007.

16. HOLMES, C. J.; RACETTE, S. B. The Utility of Body Composition Assessment in Nutrition and Clinical Practice: An Overview of Current Methodology. **Nutrients**, v. 13, n. 8, p. 2493, 2021. DOI: https://doi.org/10.3390/nu13082493.

17. SIEDLER, M. R. et al. Assessing the Reliability and Cross-Sectional and Longitudinal Validity of Fifteen Bioelectrical Impedance Analysis Devices. **British Journal of Nutrition**, v. 130, n. 5, p. 827-840, 2023. DOI: https://doi.org/10.1017/S0007114522003749.

Capítulo 11 - Como manter os resultados para a vida toda

1. JOSHI, G. P. et al. **American Society of Anesthesiologists Consensus-Based Guidance on Preoperative Management of Patients (Adults and Children) on Glucagon-like Peptide-1 (GLP-1) Receptor Agonists**. American Society of Anesthesiologists, 29 jun. 2023. Disponível em: https://www.asahq.org/about-asa/newsroom/news-releases/2023/06/american-society-of-anesthesiologists-consensus-Orientação-baseada-em-pré-operatório. Acesso em: 18 jun. 2024.

Referências das notas

Prefácio

I. HOLST, Jens J. The physiology of glucagon-like peptide 1. *Physiol Rev.*, v. 87, n. 4, p. 1409-1439, 2007. doi:10.1152/physrev.00034.2006.

Introdução: Por que os médicos falharam com você
I. AGÊNCIA BRASIL. Um em cada três brasileiros vive com obesidade, mostra relatório global. *Agência Brasil*, 2025. Disponível em: https://agenciabrasil.ebc.com.br/saude/noticia/2025-03/um-cada-tres-brasileiros-vive-com-obesidade--mostra-relatorio-global. Acesso em: 13 maio 2025.

Capítulo 1 - Por que "se esforce mais" é um péssimo conselho médico?
I. ASSOCIAÇÃO BRASILEIRA PARA O ESTUDO DA OBESIDADE E DA SÍNDROME METABÓLICA. Mapa da obesidade. *ABESO*, [s.d.]. Disponível em: https://abeso.org.br/obesidade-e-sindrome-metabolica/mapa-da-obesidade/. Acesso em: 13 maio 2025.
II. UNIFESP. Projeções indicam que, em 2030, 68% da população brasileira poderá estar com excesso de peso. *UNIFESP*, [s.d.]. Disponível em: https://dci.unifesp.br/assessoria-de-imprensa-e-jornalismo/releases/r-projecoes-de-estudo-indicam-para-2030-que-68-da-populacao-brasileira-podera-estar-com--excesso-de-peso-e-26-com-obesidade. Acesso em: 13 maio 2025.
GALILEU. Um em cada 3 adultos no Brasil pode se tornar obeso até 2030, estima estudo. *Revista Galileu*, 2022. Disponível em: https://revistagalileu.

globo.com/Ciencia/Saude/noticia/2022/09/um-em-cada-3-adultos-no-brasil--pode-se-tornar-obeso-ate-2030-estima-estudo.html. Acesso em: 13 maio 2025.

Capítulo 2 - Como os GLP-1s ajudam a reverter a obesidade, acabar com o efeito sanfona e proteger sua saúde

I. SECHER, A.; JELSING, J.; BAQUERO, A. F. The role of GLP-1 in appetite and weight regulation. *Eur J Pharmacol.*, v. 725, p. 21-31, 2014. doi:10.1016/j.ejphar.2013.12.024.

II. MÜLLER, T. D. et al. The new biology and pharmacology of glucagon-like peptide-1. *Mol Metab.*, v. 46, p. 101102, 2017. doi:10.1016/j.molmet.2017.05.015.

III. SOCIEDADE BRASILEIRA DE DIABETES. Diagnóstico de diabetes mellitus. *Diretriz SBD*, [s.d.]. Disponível em: https://diretriz.diabetes.org.br/diagnostico-de-diabetes-mellitus/. Acesso em: 13 maio 2025.

IV. MÜLLER, M. J.; BOSY-WESTPHAL, A. Adaptive thermogenesis with weight loss in humans. *Obesity (Silver Spring)*, v. 21, n. 2, p. 218-228, 2013. doi:10.1002/oby.20027.

ROSENBAUM, M.; LEIBEL, R. L. Adaptive thermogenesis in humans. *Int J Obes (Lond)*, v. 34, supl. 1, p. S47-S55, 2010. doi:10.1038/ijo.2010.184.

V. ANVISA. Anvisa aprova 1ª injeção semanal para tratamento da obesidade. *Associação Médica Brasileira*, [s.d.]. Disponível em: https://amb.org.br/brasilia-urgente/anvisa-aprova-1a-injecao-semanal-para-tratamento-da-obesidade/. Acesso em: 13 maio 2025.

ANVISA. Wegovy (semaglutida). *Governo do Brasil*, [s.d.]. Disponível em: https://www.gov.br/anvisa/pt-br/assuntos/medicamentos/novos-medicamentos-e-indicacoes/wegovy-semaglutida. Acesso em: 13 maio 2025.

ANVISA. Canetas emagrecedoras só poderão ser vendidas com retenção de receita. *Governo do Brasil*, 2025. Disponível em: https://www.gov.br/anvisa/pt-br/assuntos/noticias-anvisa/2025/canetas-emagrecedoras-so-poderao-ser-vendidas-com-retencao-de-receita. Acesso em: 13 maio 2025.

VI. MARSO, S. P. et al. Liraglutide and cardiovascular outcomes in type 2 diabetes. *N Engl J Med.*, v. 375, n. 4, p. 311-322, 2016. doi:10.1056/NEJMoa1603827.

VII. ROSENBAUM, M.; LEIBEL, R. L. Adaptive thermogenesis in humans. *Int J Obes (Lond)*, v. 34, supl. 1, p. S47-S55, 2010. doi:10.1038/ijo.2010.184.

GARVEY, W. T. et al. Weight maintenance and regain following liraglutide withdrawal. *Obesity (Silver Spring)*, v. 28, n. 6, p. 1012-1021, 2020. doi:10.1002/oby.22780.

Capítulo 3 - Como é, de fato, a experiência com o GLP-1 - perguntas frequentes

I . ROSENSTOCK, J. et al. Efficacy and safety of Dulaglutide in type 2 diabetes. *Diabetes Care*, v. 39, n. 7, p. 1136-1144, 2016. doi:10.2337/dc15-2812.
II. HEYMSFIELD, S. B. et al. Body composition changes with GLP-1 receptor agonists. *Obesity (Silver Spring)*, v. 29, n. 4, p. 645-657, 2021. doi:10.1002/oby.23194.
III. CHANG, C. H. et al. Glucagon-like peptide-1 receptor agonists and thyroid cancer risk: a systematic review and meta-analysis. *Diabetes Care*, v. 42, n. 8, p. 1472-1479, 2019. doi:10.2337/dc18-2601.
IV. HINNEN, D. Glucagon-like peptide 1 receptor agonists for type 2 diabetes. *Diabetes Spectr.*, v. 30, n. 3, p. 202-210, 2017. doi:10.2337/ds16-0036.
TELLA, S. H.; RENDELL, M. S. Glucagon-like peptide-1 receptor agonists in the treatment of type 2 diabetes mellitus. *BMJ Open Diabetes Res Care*, v. 3, n. 1, p. e000114, 2015. doi:10.1136/bmjdrc-2015-000114.
WILDING, J. P. H. et al. Once-weekly semaglutide in adults with overweight or obesity. *N Engl J Med.*, v. 384, n. 11, p. 989-1002, 2021. doi:10.1056/NEJMoa2032183
Capítulo 4 - Você é um(a) candidato(a) ao uso de GLP-1?
I. GARVEY, W. T. et al. AACE/ACE guidelines for obesity management. *Endocr Pract.*, v. 22, supl. 3, p. 1-203, 2016. doi:10.4158/EP161365.GL.
DRUCKER, D. J. Mechanisms of action and therapeutic application of glucagon-like peptide-1. *Cell Metab.*, v. 27, n. 4, p. 740-756, 2018. doi:10.1016/j.cmet.2018.03.001.
II. DRUCKER, D. J. Advances in oral peptide therapeutics. *Nat Rev Drug Discov.*, v. 19, n. 4, p. 277-289, 2020. doi:10.1038/s41573-020-0064-z.
III. KHERA, R. et al. Association of pharmacological treatments for obesity with weight loss and adverse events. *JAMA*, v. 315, n. 22, p. 2424-2434, 2016. doi:10.1001/jama.2016.7602.
ASTRUP, A. et al. Effects of liraglutide in the treatment of obesity. *Lancet*, v. 374, n. 9701, p. 1606-1616, 2009. doi:10.1016/S0140-6736(09)61375-1.

Capítulo 7 - Fudamentos mentais

I. HOLT, R. I. G. et al. GLP-1 receptor agonists and mental health. *Diabetes Obes Metab.*, v. 23, n. 2, p. 323-331, 2021. doi:10.1111/dom.14273.

Capítulo 8 - Um guia completo para se sentir bem enquanto emagrece com GLP-1s

I. CAPEHORN, M. S. et al. Efficacy and safety of once-weekly semaglutide 2.4 mg for weight management: a randomized controlled trial. *Lancet Diabetes Endocrinol.*, v. 9, n. 4, p. 274-285, 2021. doi:10.1016/S2213-8587(21)00030-8.

Capítulo 11 - Como manter os resultados para a vida toda

I. GALLO, L. A. et al. Discontinuation of GLP-1 receptor agonists and weight regain. *Diabetes Res Clin Pract.*, v. 178, p. 108913, 2021. doi:10.1016/j.diabres.2021.108913.

II. BRAY, G. A. et al. Obesity management with long-term GLP-1 receptor agonists. *Lancet Diabetes Endocrinol.*, v. 8, n. 2, p. 104-116, 2020. doi:10.1016/S2213-8587(19)30492-8.

III. RUBINO, D. et al. Effect of continued treatment vs withdrawal of once-weekly semaglutide on weight maintenance in adults with obesity. *JAMA*, v. 325, n. 14, p. 1414-1425, 2021. doi:10.1001/jama.2021.3224.

Referências da revisão científica

CHANG, C. H. et al. Glucagon-like peptide-1 receptor agonists and thyroid cancer risk: a systematic review and meta-analysis. *Diabetes Care*, v. 42, n. 8, p. 1472-1479, 2019. doi:10.2337/dc18-2601.

COLHOUN, H. M. et al. Long-term kidney outcomes of semaglutide in obesity and cardiovascular disease in the SELECT trial. *Nat Med.*, maio 2024 (publicação antecipada).

DE GIORGI, R.; TAQUET, M. et al. An analysis on the role of glucagon-like peptide-1 receptor agonists in cognitive and mental health disorders. *Nature Mental Health*, fev. 2025. doi:10.1038/s44220-02-00390.

DRUCKER, D. J. New frontiers in GLP-1-based therapeutics: expanding beyond diabetes and obesity. *Nat Rev Drug Discov.*, v. 20, n. 10, p. 809-827, 2021. doi:10.1038/s41573-021-00180-3.

FARR, O. M. et al. GLP-1 agonists and gastrointestinal motility. *Diabetes Obes Metab.*, v. 22, n. 3, p. 250-259, 2020. doi:10.1111/dom.13899.

FARR, O. M. et al. Neuroendocrine effects of GLP-1 receptor agonists on appetite regulation. *J Clin Invest.*, v. 131, n. 2, p. e145011, 2021. doi:10.1172/JCI145011.

FRÍAS, J. P. et al. Tirzepatide versus semaglutide once weekly in patients with type 2 diabetes. *N Engl J Med.*, v. 385, p. 503-515, 2021. doi:10.1056/NEJMoa2107519.

GARBER, A. J. et al. Consensus statement by the American Association of Clinical Endocrinologists and American College of Endocrinology. *Endocr Pract.*, v. 26, n. 1, p. 107-139, 2020. doi:10.4158/EP161682.CS.

GARVEY, W. T. et al. Clinical guidelines for obesity pharmacotherapy: an evidence-based approach. *Endocr Pract.*, v. 26, n. 4, p. 472-512, 2020. doi:10.4158/EP-2020-0042.

HEYMSFIELD, S. B. et al. Body composition changes with GLP-1 receptor agonists. *Obesity (Silver Spring)*, v. 29, n. 4, p. 645-657, 2021. doi:10.1002/oby.23194.

HEYMSFIELD, S. B. et al. GLP-1 receptor agonists and body composition changes in obesity treatment. *Obesity (Silver Spring)*, v. 29, n. 4, p. 645-657, 2021. doi:10.1002/oby.23194.

JAMA NETWORK OPEN. Physical activity and weight loss among adults with type 2 diabetes and overweight or obesity: a post hoc analysis of the Look AHEAD Trial. *JAMA Netw Open.*, v. 7, n. 2, p. e240219, 2024.

KOSIBOROD, M. N. et al. Semaglutide in patients with heart failure with preserved ejection fraction and obesity. *N Engl J Med.*, v. 389, p. 1069-1084, 2023. doi:10.1056/NEJMoa2306963.

KOSIBOROD, M. N. et al. Semaglutide in patients with obesity-related heart failure and type 2 diabetes. *N Engl J Med.*, v. 390, 15 abr. 2024.

LINCOFF, A. M. et al. Semaglutide and cardiovascular outcomes in obesity without diabetes. *N Engl J Med.*, v. 389, p. 2221-2232, 2023. doi:10.1056/NEJMoa2307563.

MECHANICK, J. I. et al. Personalizing obesity treatment: a patient-centered approach. *J Clin Endocrinol Metab.*, v. 106, n. 6, p. 1845-1862, 2021. doi:10.1210/clinem/dgab105.

NEWSOME, P. N. et al. A placebo-controlled trial of subcutaneous semaglutide in nonalcoholic steatohepatitis. *N Engl J Med.*, v. 384, p. 1113-1124, 2021.

PERKOVIC, V. et al. Effects of semaglutide on chronic kidney disease in patients with type 2 diabetes. *N Engl J Med.*, v. 391, p. 109-121, 2024. doi:10.1056/NEJMoa2403347.

SATTAR, N. et al. Cardiovascular, mortality, and kidney outcomes with GLP-1 receptor agonists in patients with type 2 diabetes: a systematic review and meta-analysis of randomised trials. *Lancet Diabetes Endocrinol.*, v. 9, p. 653-662, 2021.

VAN CAN, J. et al. Alcohol interactions with GLP-1 receptor agonists: a clinical perspective. *Eur J Clin Pharmacol.*, v. 77, n. 9, p. 1341-1352, 2021. doi:10.1007/s00228-021-03134-6.

WADDEN, T. A. et al. Effects of continued liraglutide treatment after initial weight loss. *Obesity (Silver Spring)*, v. 27, n. 3, p. 409-416, 2019. doi:10.1002/oby.22385.

WEGHUBER, D. et al. Once-week semaglutide for adolescents obesity. *N Engl J Med.*, v. 387, p. 2245-2257, 2022. doi:10.1056/NEJMoa2208601.

WILDING, J. P. H. et al. Once-weekly semaglutide in adults with overweight and obesity. *N Engl J Med.*, v. 384, p. 989-1002, 2021. doi:10.1056/NEJMoa2032183.

Índice remissivo

Triglicerídeos 55